# 坐骨神經超圖解

腰痛、腿麻、椎間盤突出，從屁股痛到腳，
免開刀、不吃藥，用簡單體操跟疼痛說 Bye

日本北海道釧路勞災醫院腦神經外科部長
井須 豐彥

日本醫科大學千葉北總醫院腦神經中心講師
金 景成 監修

林姿呈 譯

完全図解 坐骨神経痛

MOOK

# 序言

「坐骨神經痛」並不是疾病名稱，而是一種從臀部至下肢出現疼痛或麻木等的症狀，醫學上泛指因腰椎疾病引起神經損傷，而出現疼痛或麻木等的情況。

坐骨神經痛會導致臀部或下肢後側、小腿、小腿肚疼痛或麻木，但大腿前側或足底較不會有症狀。不過，不少病患在感覺下肢疼痛痠麻時，大多會主訴：「我坐骨神經痛很嚴重。」筆者猜測，購買本書的讀者應該也有不少人，曾因感到類似症狀而前往醫院就診，卻被告知不是坐骨神經痛。

實際上，除了腰椎椎間盤突出、腰椎管狹窄症等已然是坐骨神經痛的代名詞以外，還有許多可能也會引起下肢疼痛或麻木的其他疾病，本書將會在此一併詳細介紹。就這層意義上來看，本書並不是一本單純論述坐骨神經痛的著作，不過筆者自負，任何讀者因下肢疼痛或麻木，而擔心懷疑是否為坐骨神經痛時，本書都會是一本十分值得參考的解惑指南。

本書提及的疾病，有一些僅少數醫療機關可提供診療，這主要是因為該等疾病無法利用MRI（磁振造影）或CT（電腦斷層）等影像進行診斷。近年來，隨著影像診斷技術發展，腰椎疾病的診斷確實有了極為顯著的改善，然而事實是仍有部分疾病無法單靠影像來評斷。

針對下肢疼痛、麻木和腰痛進行診斷時，實際觸診——接觸病患的身體非常重要。因此，本書亦列出自我檢測項目，讀者不妨多加利用，自行檢查身體的疼痛或麻木，判斷可能的疾病，可做為前往醫院就診時的參考。

誠摯期盼本書能發揮最大效用，協助更多人改善疼痛或麻木等症狀。

井須豐彥・金景成

# 目次



## 第1章 坐骨神經痛與那些會引起下肢疼痛或麻木的疾病

## 第2章 坐骨神經痛的檢查與診斷

## 第3章
# 治療坐骨神經痛

## 第4章 坐骨神經痛的自救運動

## 第5章 避免坐骨神經痛加重的生活方式

# 第1章

# 坐骨神經痛與那些會引起下肢疼痛或麻木的疾病

# 坐骨神經痛有哪些症狀？

坐骨神經是由許多自脊髓延伸的細小神經聚集而成的神經之一。脊髓與大腦統稱為「中樞神經」，其他則稱為「末梢神經」。

坐骨神經痛是連接至坐骨神經的末梢神經或脊髓，因受傷或被擠壓（壓迫）而引起的疼痛或麻木。

如左頁顯示，疼痛分三種類型，坐骨神經痛屬於「神經病變性疼痛」的一種。**末梢神經損傷時所發出的異常電氣訊號，會透過脊髓傳達至大腦，從而產生疼痛或麻木等感覺。**在診斷坐骨神經痛等神經病變性疼痛時，醫師必須仔細檢查是哪一條神經路線出了問題（末梢神經還是脊髓），造成大腦感覺疼痛或麻木。

# 坐骨神經痛會伴隨下肢疼痛或麻木

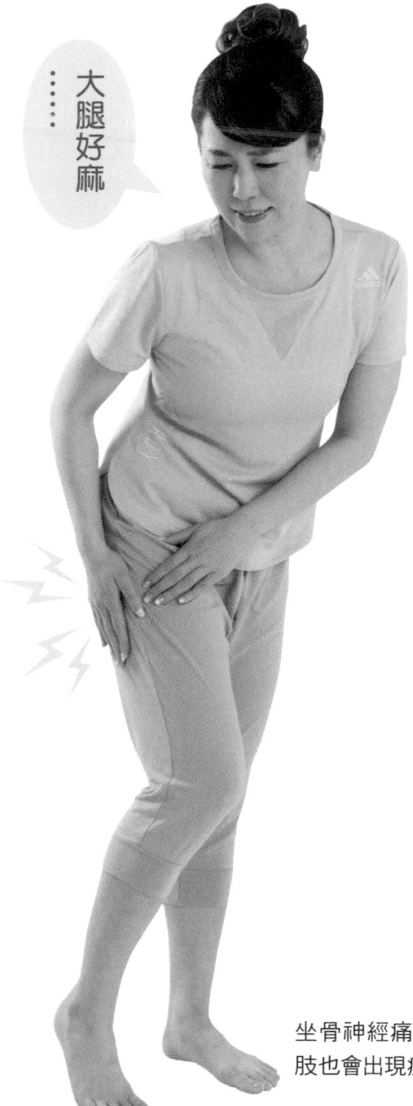


坐骨神經痛不只腰痛痠麻，下肢也會出現症狀

## 3種疼痛類型

### 體感性疼痛

受傷的骨骼或肌肉釋放出發炎物質，刺激末梢神經而產生的疼痛。

### 神經病變性疼痛

末梢神經或脊髓受損或壓迫時，大腦接收到異常電氣訊號而產生的疼痛。

↑

**坐骨神經痛屬這類型疼痛**

### 心因性疼痛

在壓力等影響下，體內抑制痛覺的系統下降而產生疼痛。

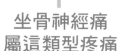

## 醫學上因「坐骨神經」受損而引發的疼痛

要找出坐骨神經痛的原因，第一步需先檢查腰椎是否有問題。腰椎是脊椎的一部分，脊椎由稱為脊椎骨（椎體）的骨頭組成，從頭部起算的前七節脊椎骨稱為頸椎，其下方十二節脊椎骨稱胸椎，再下方五節脊椎骨稱腰椎，最後五節脊椎骨稱為薦骨。

另一方面，脊髓貫穿並包覆在整條脊椎骨之中，將末梢神經的感覺傳遞至大腦。脊髓是一條非常粗的神經，自腰椎附近開始形成一條稱為馬尾神經的神經根束，穿過稱為椎間孔的骨頭間隙，構成一條條末梢神經，向下肢延伸。

醫學上，主要以薦骨第一節（S1）和腰椎第四（L4）及第五（L5）節神經受損而產生臀部或大腿疼痛或麻木的情況，來診斷坐骨神經痛。

# 引起疼痛或麻木的機制

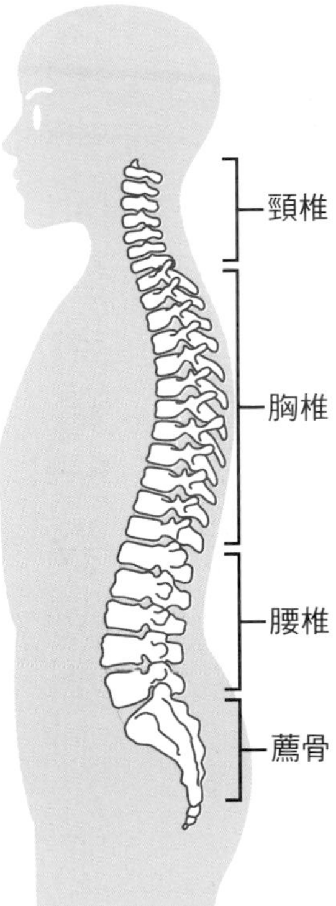


脊椎由29節脊椎骨構成，其中最上方7節為頸椎，緊接的下方12節為胸椎，再下方5節為腰椎，最後一塊薦骨又分成5節。

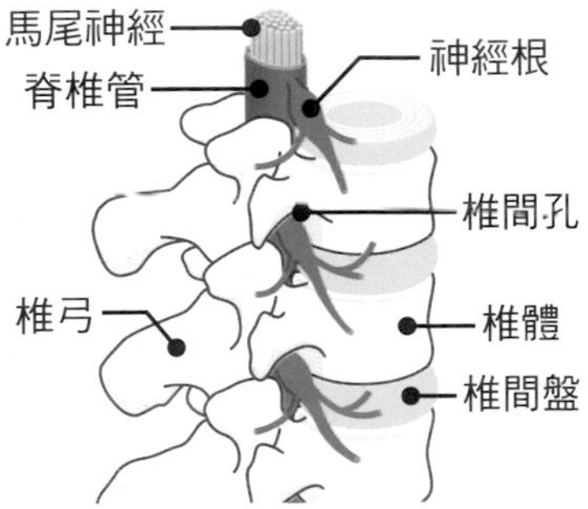


與大腦相連的脊髓貫穿脊椎管，並自腰椎附近分岔形成馬尾神經的神經根束。自馬尾神經分出的神經穿過椎間孔，並主要向下肢延伸。

脊髓神經（末梢神經）

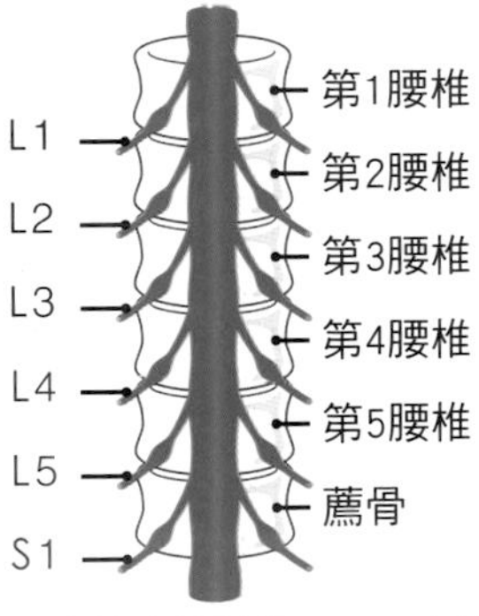


自腰椎分出的末梢神經L1～L5中的L4與L5和自薦骨分出的末梢神經S1受傷或受到壓迫時，會出現下肢疼痛或麻木等症狀。

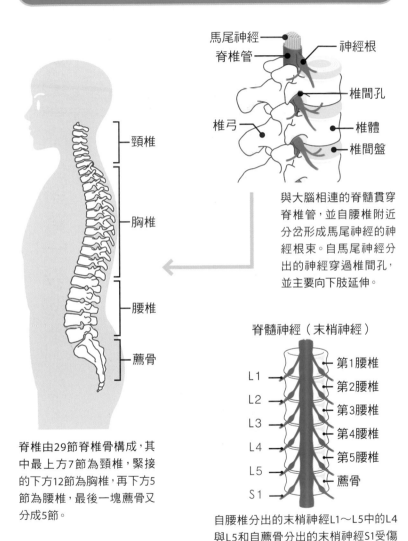

# 腰痛與坐骨神經痛有關聯嗎？

先前說明坐骨神經痛是由腰椎問題所引起，但當筆者向已表明只有腳麻的病患解釋「是腰的問題」時，有的病患會回答：「可是醫生，我的腰不會痛啊。」然而，經診斷後，下肢麻木的問題確實出在腰部（腰椎）。

另一方面，也有部分病患會指著臀部說：「我的腰好痛。」其實，「腰部」的定義相當模糊。在日本，有些人會區分腰痛與臀部痛，但在歐洲等地大多傾向把這兩部位的疼痛合稱為腰痛。所以，區分腰痛與臀部痛並沒有太大意義。

順帶一提，坐骨神經痛指的是左頁所示部位出現疼痛。讀者不妨做為參考，以便自我檢視是否為坐骨神經痛。

# 即使腰不痛，下肢有症狀便是坐骨神經痛

## 腰部的定義不明確

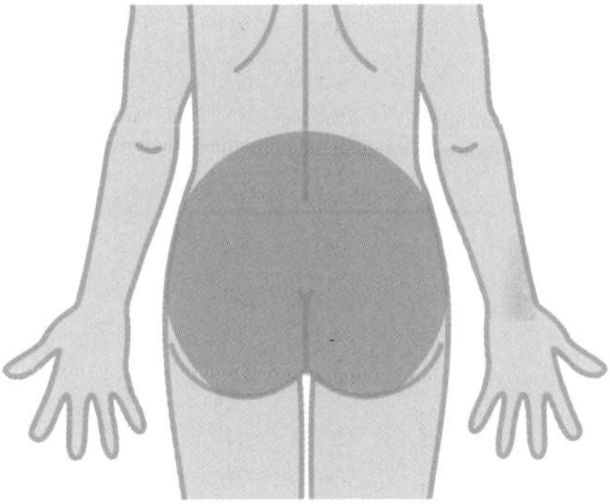

腰部並無世界共通的醫學定義，海外大多傾向把圖中深色部位統稱為腰部。

## 下肢出現疼痛或麻木的位置

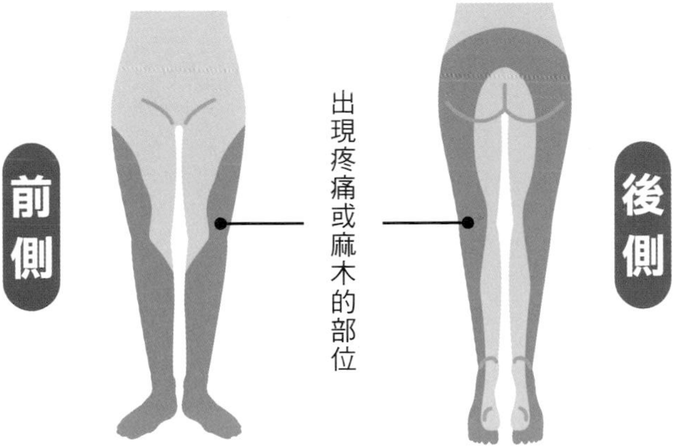


末梢神經L4、L5、S1受傷或被壓迫時，圖中深色部位會出現疼痛或痠麻。

# 引起坐骨神經痛的疾病①腰椎椎間盤突出

引起坐骨神經痛最具代表的腰椎疾病，第一名是腰椎椎間盤突出。在椎體之間有一種極富彈性的身體組織，稱作「椎間盤」。當椎間盤彈性隨年齡增長而變差，或因運動等承受過大負擔，造成椎間盤之中稱為「髓核」的膠狀物質脫出時，我們稱之為椎間盤突出。

當腰椎椎間盤突出，壓迫到通向下肢神經的「神經根」，或是壓迫到從脊髓分支成束的馬尾神經時，便會出現坐骨神經痛的症狀。

透過MRI或CT等影像檢查，可立即判斷是否為椎間盤突出，然而在完全沒有腰痛或坐骨神經痛等症狀的人身上，也經常可見椎間盤突出。**即使有椎間盤突出，只要沒有壓迫到神經，就不會有任何症狀，也無需治療。**

## 引起坐骨神經痛的疾病①

# 腰椎椎間盤突出

椎間盤脫出的現象稱為椎間盤突出。當突出的椎間盤壓迫神經時，下肢會出現症狀。

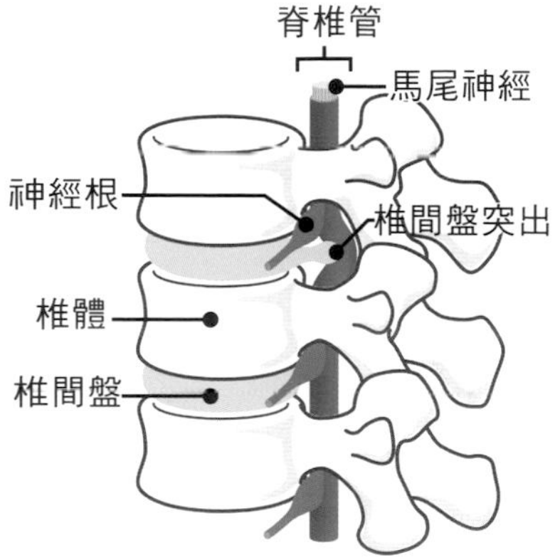


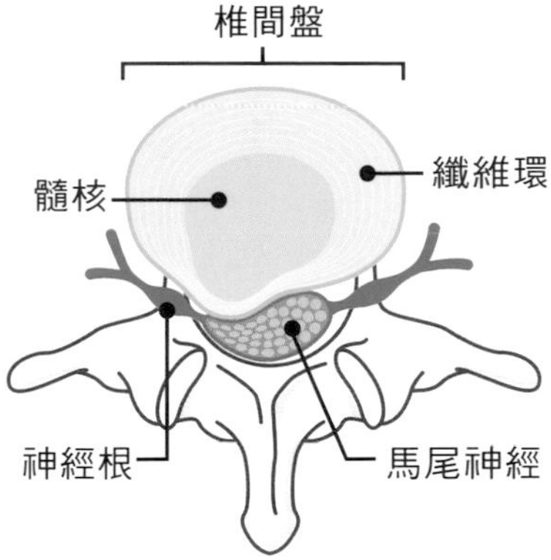


## 椎間盤突出不一定會出現痛麻等症狀

椎間盤突出壓迫到神經根時，會出現坐骨神經痛的症狀。關於馬尾神經受到壓迫而出現馬尾症候群的症狀，請參照62頁。神經根受到壓迫時，大多是單腳有症狀；壓迫到馬尾神經時，則多半雙腳都會出現症狀。

## 引起坐骨神經痛的疾病②腰部脊椎管狹窄症

脊髓和馬尾神經通過脊梁（脊椎）中的隧道，一般稱為「脊椎管」。當脊椎管變窄，壓迫到腰部的神經根或馬尾神經，引起坐骨神經痛的症狀時，稱為腰部脊椎管狹窄症。

腰椎變形、椎間盤退化、連結骨頭的韌帶組織肥厚等都可能造成脊椎管狹窄，上述情況大多是年齡增長所引起，因此在年長者一輩，脊椎管狹窄症十分常見。

脊椎管是否變狹窄，與椎間盤突出同樣可透過影像檢查來確認。然而，我們無法只因影像上顯示腰部脊椎管變窄，便診斷當事人「生病」。除非引起腰痛、下肢疼痛或麻木的神經損傷部位與脊椎管狹窄部位一致，否則醫師無法診斷病人罹患脊椎管狹窄症。

## 引起坐骨神經痛的疾病②

# 脊椎管狹窄症

### 正常的脊椎管

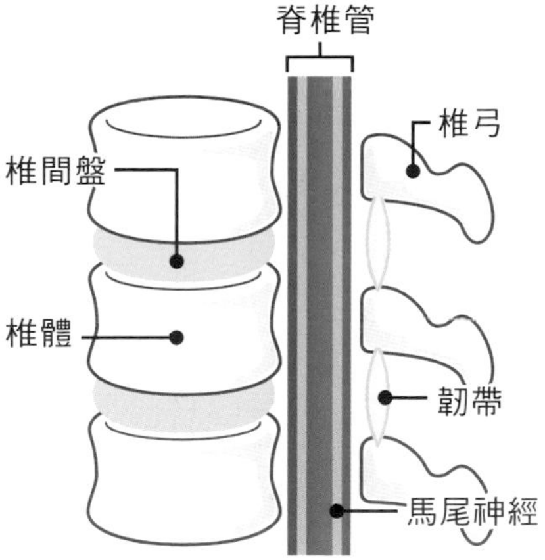


脊髓和馬尾神經通過脊椎中稱為脊椎管的隧道，因某種原因造成脊椎管腔狹窄，則稱為脊椎管狹窄症。

### 脊椎管狹窄症的情況

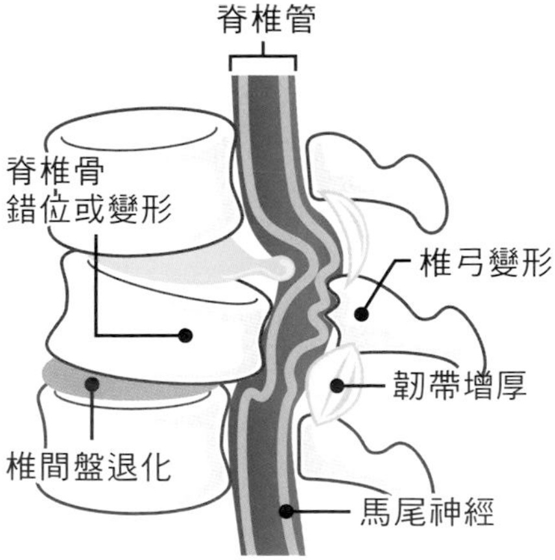


### 即使脊椎管狹窄，也可能毫無症狀

因背骨（脊椎骨或椎弓）錯位或變形、椎間盤退化、韌帶肥厚等，造成脊椎管變窄，有時會出現下肢疼痛或麻木等症狀（腰部脊椎管狹窄症）。

## 何謂脊椎管狹窄症造成的間歇性跛行？

「間歇性跛行」是腰椎管狹窄症經常被人提及的特有症狀，意指步行一段時間後，因腳痛或腳麻而無法繼續行走，但只要蹲下拱腰稍作休息便可舒緩症狀，再次邁步出發，又因不適而走走停停，如此反覆出現的症狀。

蹲下拱腰之所以可以舒緩症狀，是因為拱腰可使脊椎管稍微擴張而改善神經壓迫情況。由於患者必須多次休息，因此無法長時間或長距離步行。

然而，間歇性跛行並不僅見於腰椎管狹窄症，腰椎椎間盤突出或臀上皮神經損傷（四十二頁）亦可能發生。此外，下肢動脈血管硬化導致血流不順的「動脈硬化阻塞疾病」，也會出現間歇性跛行的症狀，此時還可能伴隨下肢冰冷。

# 何謂脊椎管狹窄症特有的間歇性跛行？

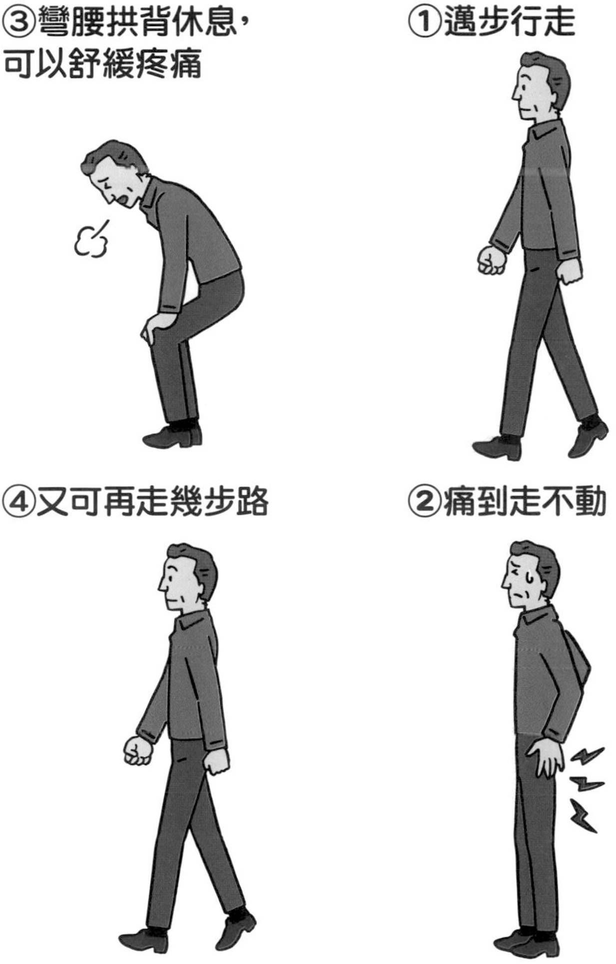
①邁步行走
②痛到走不動
③彎腰拱背休息，
可以舒緩疼痛
④又可再走幾步路

間歇性跛行是腰椎管狹窄症的特殊症狀，步行一段時間後，便因腳痛而走不動，但蹲下拱腰稍作休息，可以舒緩疼痛而再次行走。由於該症狀會不斷反覆，因此專指無法長距離或長時間持續步行的狀態，亦可見於其他疾病。

## 有些下肢疼痛或麻木的問題不在腰椎

腰椎椎間盤突出和腰椎管狹窄症等疾病，是因腰椎問題而引起的坐骨神經痛，但有許多其他疾病是因腰椎以外的原因，造成下肢疼痛或麻木。

舉例來說，梨狀肌症候群或臀中肌損傷等疾病，是因臀部肌肉僵硬而壓迫到坐骨神經。此外，坐骨神經並非唯一控制下肢感覺的末梢神經，有一些疾病是臀部神經受損所造成，譬如臀上皮神經損傷或臀中肌神經損傷；此外，薦髂關節功能障礙是因連結脊椎與骨盆（髂骨）的薦髂關節錯位而引起。

若進一步將範圍擴大至引起下肢症狀的疾病，還包括股外側皮神經損傷、腓神經損傷、跗骨隧道症候群等在內。這些雖不屬於坐骨神經痛，但為了協助患者釐清對下肢疼痛或麻木的起因，本書亦將該等疾病列入討論範圍。

# 問題不在腰椎的下肢疼痛或麻木

## 臀上皮神經損傷

臀上皮神經是控制腰背皮膚感覺的末梢神經，受到壓迫時，會出現臀部疼痛症狀。→42頁

## 梨狀肌症候群

位於臀部深處的梨狀肌壓迫坐骨神經時，可能會引起坐骨神經痛。→38頁

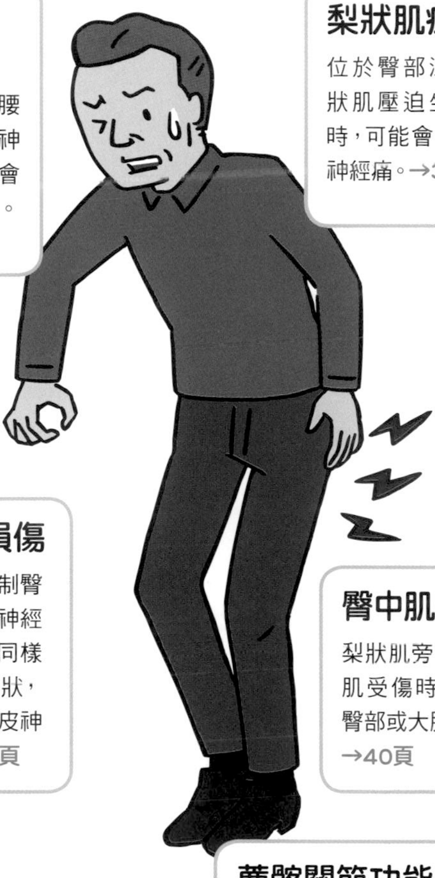

## 臀中皮神經損傷

臀中皮神經亦是控制臀部皮膚感覺的末梢神經之一，受到壓迫時同樣會出現臀部疼痛症狀，但疼痛部位與臀上皮神經損傷不同。→44頁

## 臀中肌損傷

梨狀肌旁邊的臀中肌受傷時，會引起臀部或大腿疼痛。→40頁

## 薦髂關節功能障礙

薦髂關節連接脊椎最下方的骨頭（薦骨）與骨盆（髂骨），當其發生錯位時，會造成臀部或下肢疼痛。→46頁

**雖然問題不在腰椎，**
**但如同椎間盤突出或**
**脊椎管狹窄症，**
**可能引起坐骨神經痛**

# 非坐骨神經痛的下肢疼痛或麻木

## 股外側皮神經損傷

若是坐骨神經痛，下肢前側不會感到疼痛。股外側皮神經損傷是導致下肢前側疼痛的典型疾病，因通往大腿前方及外側皮膚的神經受損，造成大腿疼痛。

→48頁

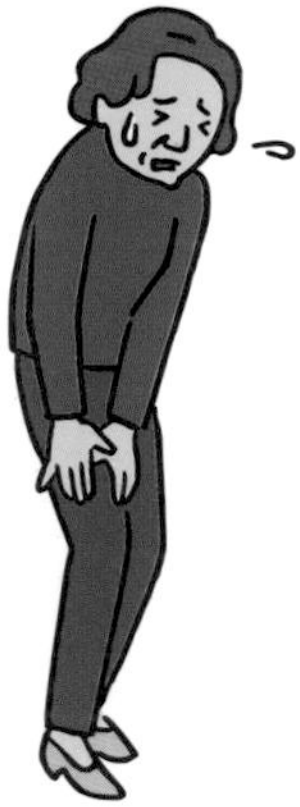

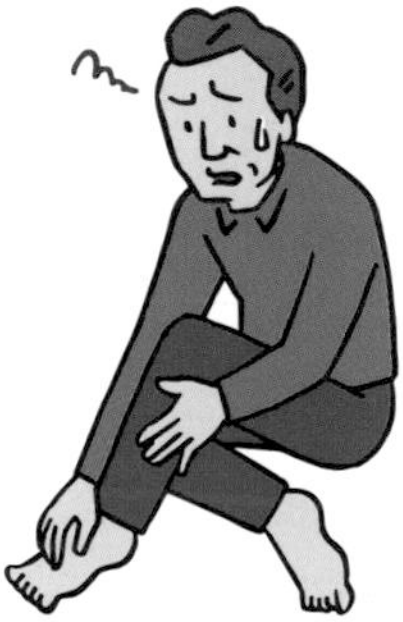

## 腓神經損傷

小腿外側及腳背疼痛是由腓神經損傷所引起。腓神經從膝蓋下方外側分岔向下延伸，受損時會產生疼痛，但不會有腰臀疼痛的問題。→50頁

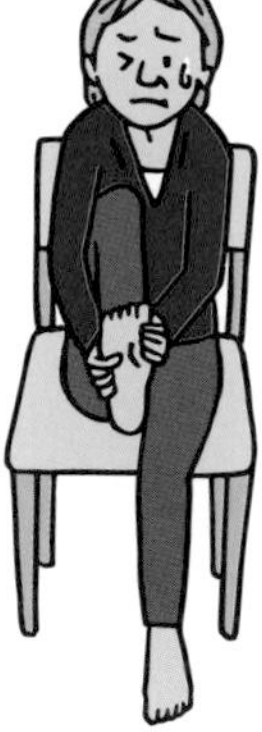

## 跗骨隧道症候群

腳底疼痛有可能罹患跗骨隧道症候群。行走於腳底的神經，是穿過腳踝內側的內踝後，從腳底通往腳趾，因此此處神經受損時，症狀會出現在腳底。

→52頁

## 專欄

# 什麼樣的醫生才能像病患手中的那把不求人，準確抓出疼痛部位？

井須豐彥

近年來，隨著MRI、CT技術的普及，利用影像診斷腰椎椎間盤突出和腰椎管狹窄症變得更加容易，這些都是引起腰痛或下肢疼痛麻木的代表性疾病。此外，相較於以往，手術技法的進步，也大幅推升了手術成功的機率。

然而，若論及腰痛的整體治療，卻仍未交出令人滿意的成果，其中最主要的原因是因為大多數的腰痛問題（約85%）很難透過影像診斷，無法確定病因。

當腰痛未能獲得改善時，患者為了找出病因所在，往往會跑遍各大醫院，從而導致所謂的「腰痛難民」不斷增加。許多病患一心想求報章媒體讚譽為「神仙手」、「超級名醫」的外科醫師執刀，但我時常遇到一些病患，儘管聘請所謂的名醫開刀、動手術，卻依舊苦於腰痛問題，甚至有人被外科醫生告知「手術很成功，影像上沒有任何問題」，最後得到神經衰弱症的診斷。

基於上述種種因素，確切找出影像上顯現不出來的腰痛病因，確立治療方法是十分重要的事。從與以往不同的觀點診察腰痛患者，我們發現包括梨狀肌症候群、臀中肌損傷、臀上皮神經損傷、臀中皮神經損傷、薦髂關節功能障礙等疾病在內，「無法在影像上顯現的腰痛疾病」種類遠遠超乎我們的預期。

所以，為了正確診斷治療腰痛，我們需要的並不是「擁有神仙手的外科醫師」或「超級名醫」，而是醫生願意仔細凝聽患者的描述，進行身體觸診這類「過時的診察」，而「猶如患者手中的那把不求人，準確抓出疼痛部位」。

## 前往醫院之前，不妨先自我檢測

有一些表明下肢疼痛麻木的病人，**就診前會在家先用畫筆在疼痛部位標上記號，這樣做對診察醫師來說幫助非常大**，患者本身也能知道哪個部位疼痛，算是一種自我檢測。

然而，自我檢測必須準確執行。自我檢測時，建議趴臥，用手指按壓，找出疼痛點。不易自行按壓檢測的部位，建議請家人或親友協助。

本書自二十八頁起說明如何自我檢測非腰椎問題引起的下肢疼痛麻木的疾病，在此之前，先讓我們一起認識「後上髂棘」的位置。髂骨指的是骨盆那整塊大骨，其後側上方的突起便是後上髂棘。後上髂棘是引起下肢疼痛或麻木疾病的關鍵指標，請務必牢記。

# 不妨進行自我檢測

用畫筆在疼痛處標記，就診時醫生更容易診斷。

自己可能按不太到，建議請家人協助。

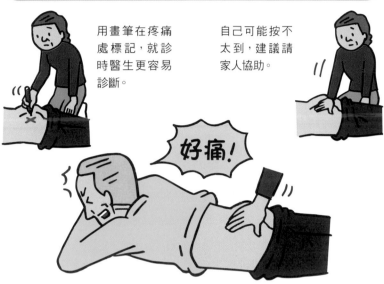

**趴臥後用手按壓，檢測疼痛部位**

## 確認後上髂棘的位置

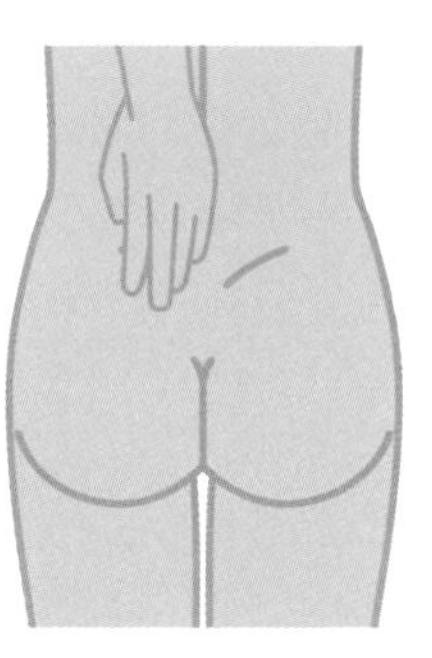

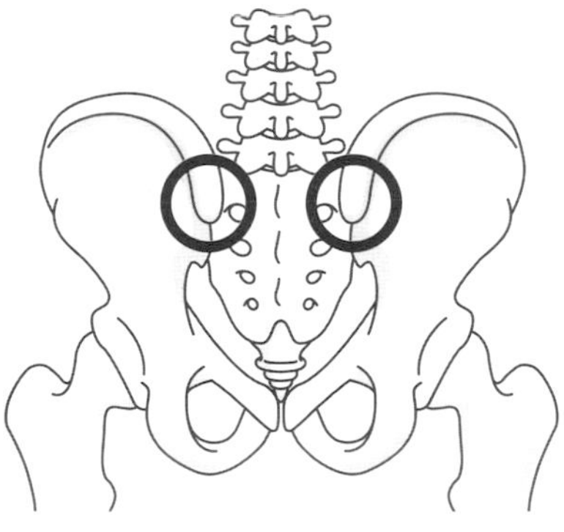

手放在骨盆後側時，摸到的第一個突出的骨頭。此處是尋找疼痛原因的關鍵部位。

## 梨狀肌症候群的自我檢測

梨狀肌是位於臀部深層的肌肉，當此處肌肉僵硬，壓迫到坐骨神經時，造成下肢出現疼痛或麻木的情況，即為梨狀肌症候群。

尋找梨狀肌時，重點在於前述的後上髂棘和股骨大轉子。股骨大轉子（以下簡稱大轉子）是位於大腿骨（股骨）上方外側的突起。在站姿下，把雙手擺在骨盆外側，並以腳跟為支撐點，將腳掌向內或向外擺動，此時手掌所感受到的變化，便是大轉子的轉動。腳掌向外側擺動時，大轉子會縮回；腳掌向內側擺動，大轉子會突出，很容易分辨。

梨狀肌便位在連結後上髂棘與大腿骨的直線上，距離大轉子大約三分之一的位置。如果罹患梨狀肌症候群，此處肌肉僵硬，且按壓會有疼痛感。**按壓此處有明顯疼痛時，很可能是梨狀肌症候群。**

## 梨狀肌症候群的自我檢測

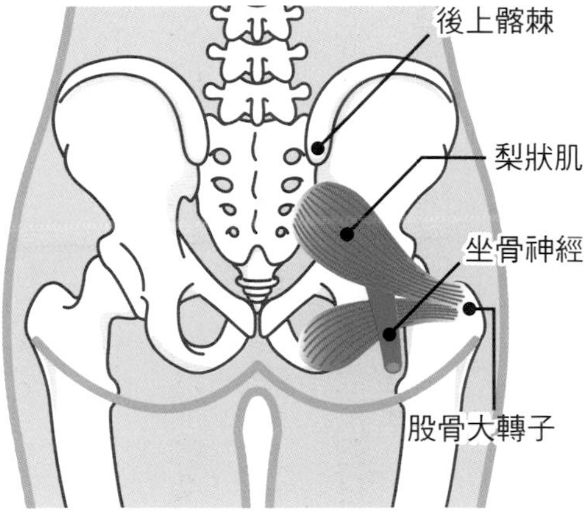


梨狀肌位在連結後上髂棘與股骨大轉子的直線上約1/3處。

→相關疾病說明請見38頁

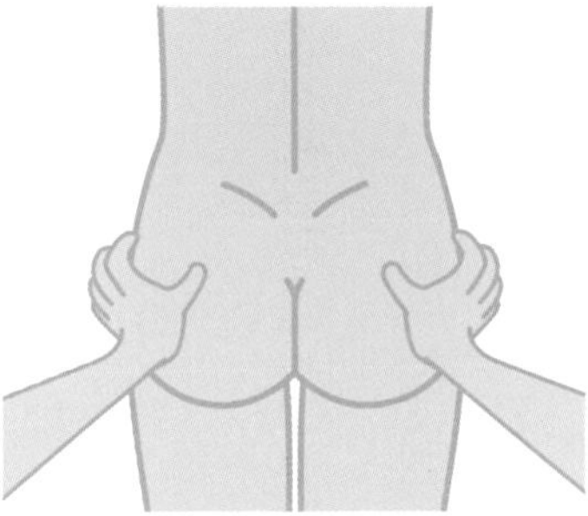

按壓梨狀肌，如有強烈疼痛感，很可能是梨狀肌症候群。

### 確認股骨大轉子的位置

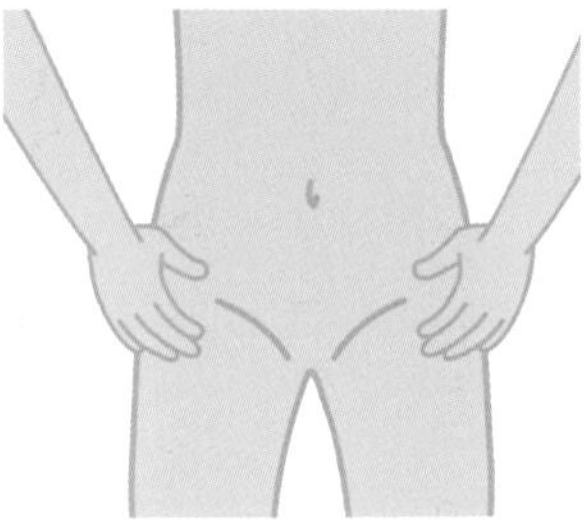

張開雙腳站立時，大腿根部最突出的骨頭。

# 臀中肌症候群的自我檢測

臀中肌位於梨狀肌旁邊，由臀大肌所包覆，臀大肌是臀部最大塊的肌肉。行走或單腳站立時，臀中肌負責支撐骨盆，所以一旦臀中肌肌力下滑或不足，身體便難以在單腳站立時保持平衡。

當臀中肌僵硬，導致臀部外側疼痛時，我們稱之為臀中肌損傷。

尋找臀中肌的重點在於「髂骨稜」。髂骨稜位於骨盆（髂骨）上緣，向上形成弧形的部分。連結髂骨稜頂點與股骨大轉子的直線中間偏內側的部位，便是臀中肌。當該部位僵硬，且按壓有強烈疼痛感時，可能是臀中肌損傷。

# 臀中肌損傷的自我檢測

→臀中肌損傷的相關說明請見40頁

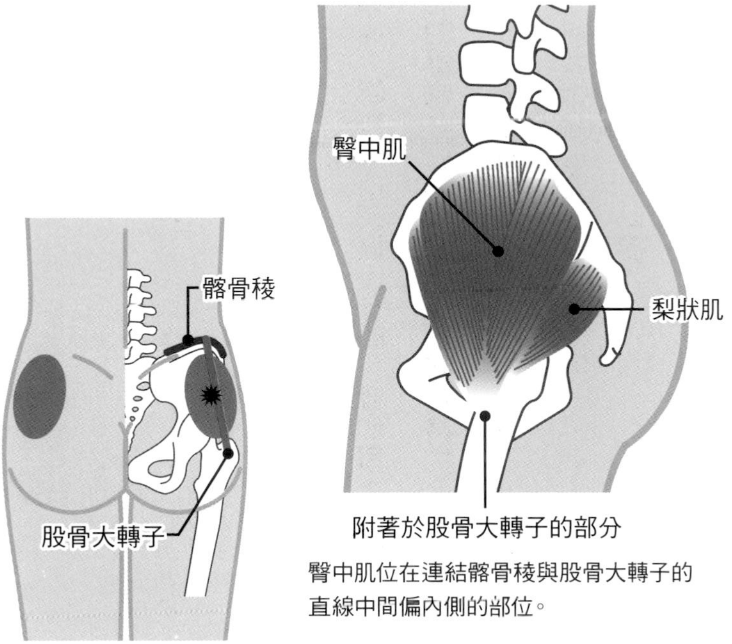


臀中肌位在連結髂骨稜與股骨大轉子的直線中間偏內側的部位。

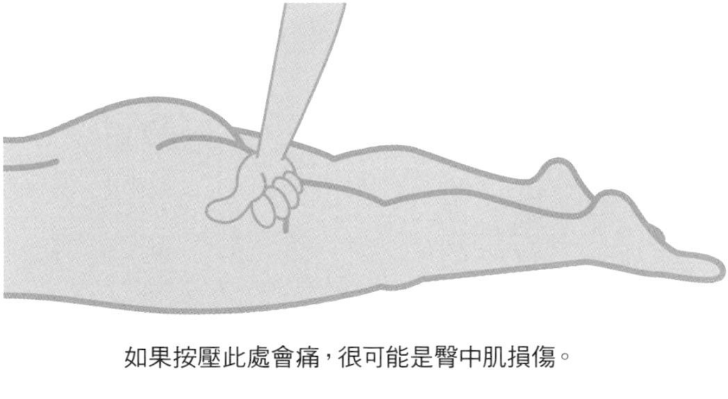

如果按壓此處會痛，很可能是臀中肌損傷。

# 臀上皮神經損傷的自我檢測

臀上皮神經是控制臀部皮膚感覺的末梢神經之一，分布在後上髂棘上方。臀上皮神經損傷是此處神經受到壓迫，因而導致下背至臀部出現疼痛的狀況。

在後上髂棘的上方，於左右兩側離身體中心線（脊椎中央）約七至八公分的位置各有一個凹陷，按壓此處若有明顯疼痛感，可能是臀上皮神經損傷。

即使不清楚凹陷位置，只要沿著腰部中心脊椎往兩旁約七至八公分處按壓，若有疼痛，便可能是臀上皮神經損傷。

CT、MRI等影像檢查看不出臀上皮神經損傷，因此對醫師而言，觸診成為最重要的診斷基準。然而，由於治療臀上皮神經損傷的醫院較少，所以經常容易被誤認是由腰椎引起的腰痛。

# 臀上皮神經損傷的自我檢測

→臀上皮神經損傷的相關說明請見42頁

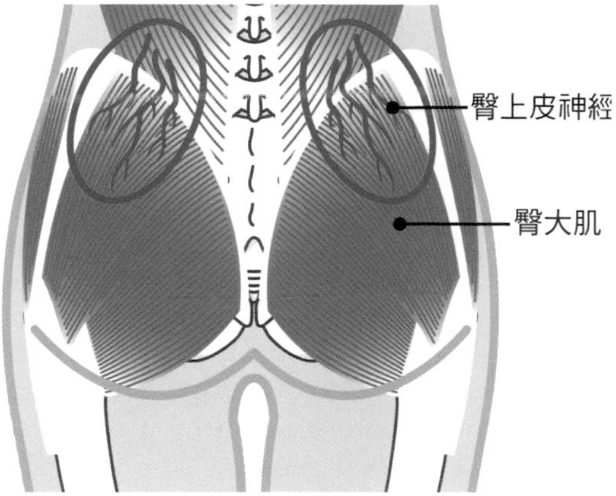


臀上皮神經是從腰部延伸至臀部的皮下神經

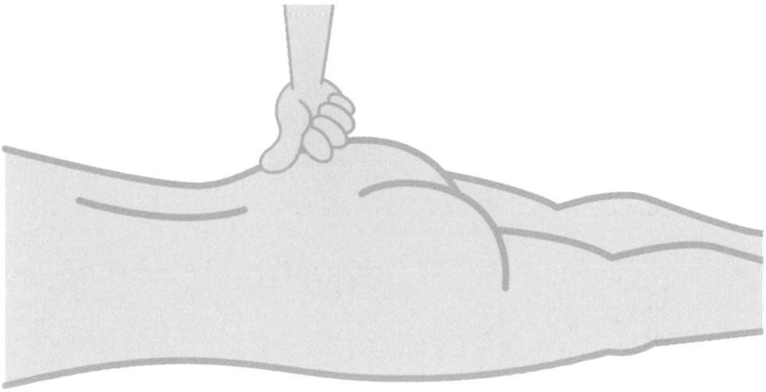

在後上髂棘上方，距離身體中心線（背椎中央）約7～8公分處若有疼痛，很可能是臀上皮神經損傷。

# 臀中皮神經損傷的自我檢測

臀中皮神經亦是控制臀部皮膚感覺的末梢神經，分布在後上骼棘的下方。臀部肌肉僵硬，壓迫到臀中皮神經，導致臀部疼痛的情況，便是臀中皮神經損傷。

在後上骼棘下方約三十五公厘處，稍微往斜外側按壓，若有明顯疼痛，即可能是臀中皮神經損傷。

同樣地，影像檢查無法顯示臀中皮神經損傷，因此醫師必須藉由觸診，按壓該部位來進行診斷。

此外，與臀上皮神經損傷同樣，治療臀中皮神經損傷的醫院較少，所以也經常被誤認為是由腰椎引起的腰痛。另外據報告顯示，在腰痛的病例當中，約百分之十二為臀上皮神經損傷，百分之十四為臀中皮神經損傷。

# 臀中皮神經損傷的自我檢測

→臀中皮神經損傷的相關說明請見44頁

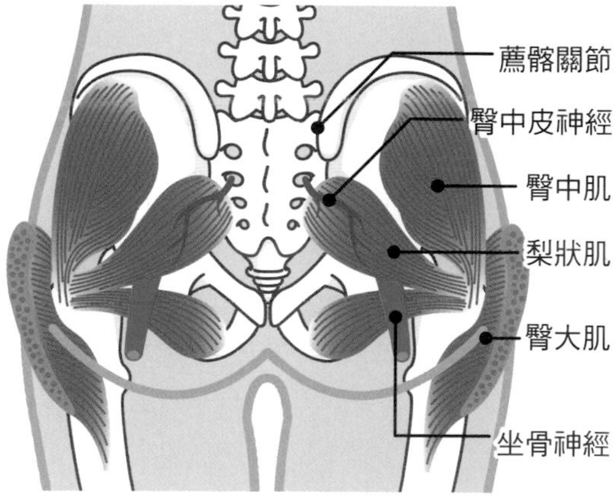


臀中皮神經是穿過薦骨，走向臀部皮膚下方的神經。

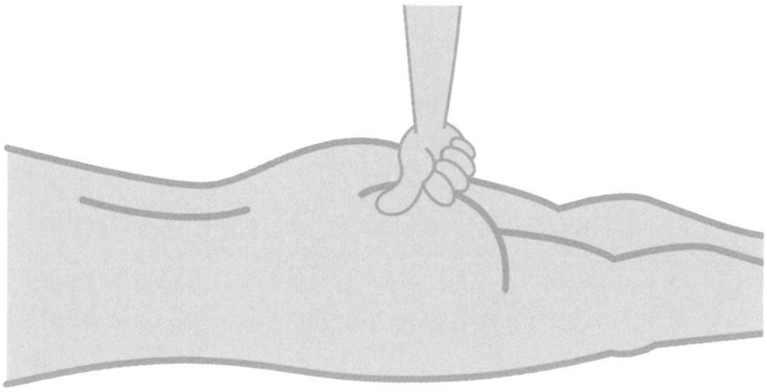

後上髂棘下方約35公厘處，稍微向斜外側按壓，如果會痛，便可能是臀中皮神經損傷。

# 薦髂關節功能障礙的自我檢測

薦髂關節是連接腰椎與骨盆（髂骨）的關節，支撐上半身的重量。薦髂關節若有些許錯位，影響到神經，將會導致下肢疼痛，即所謂的薦髂關節功能障礙。

日本醫師在診斷時，會使用「薦髂關節評量」作為診斷指標。評量中有一項「單指測試」，是請病患自行指出疼痛位置，如果所指範圍位在後上髂棘附近，便可能是薦髂關節功能障礙。綜合來看，鼠蹊部疼痛，抑或坐姿會痛，便極有可能是薦髂關節功能障礙。然而，即便符合上述所有情況，依舊無法百分百肯定是薦髂關節功能障礙，因為其症狀與臀中皮神經損傷極為相似，應謹慎留意。

# 薦髂關節功能障礙的自我檢測

→薦髂關節功能障礙的相關說明請見46頁

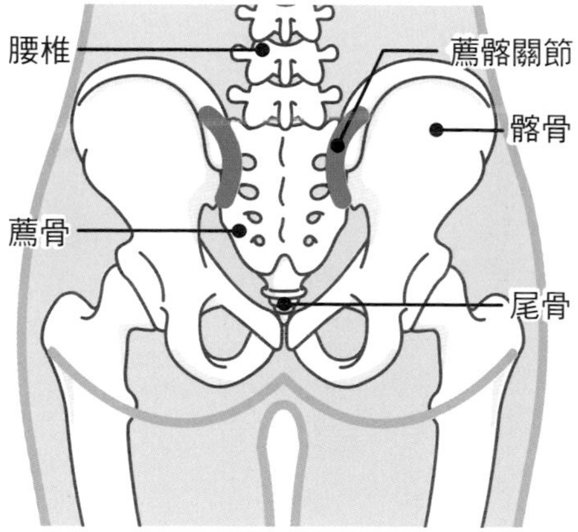


薦髂關節是連接腰椎與骨盆（髂骨）的組織，作用在於緩衝上半身的衝擊。

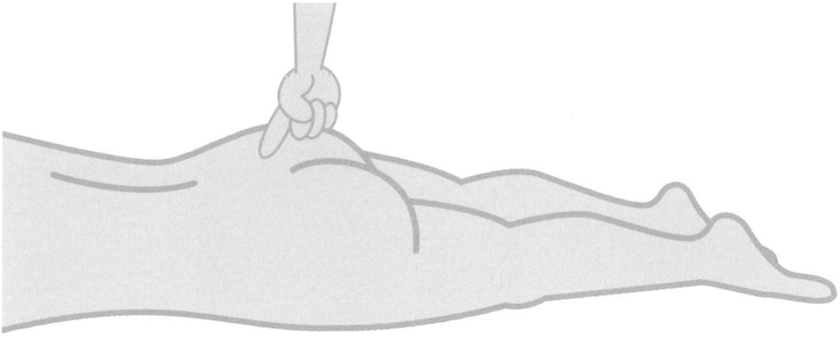

我們常用於診斷的「單指檢測」，主要是請患者用手指出疼痛部位，醫師再檢查確認是否後上髂棘周圍疼痛，然而臀中皮神經損傷亦會引起該部位疼痛，因此需搭配「薦髂關節評量」來診斷。如果病患自覺符合評量中「鼠蹊部疼痛」或「坐姿疼痛」等項目，問題便可能出在薦髂關節。

# 何謂梨狀肌症候群？

梨狀肌在正常情況下，柔軟且富有彈性，但若因某種因素，譬如過度使用而變得緊繃僵硬，可能會導致臀部外側疼痛。

另一方面，坐骨神經是穿過骨盆往下半身行走，在其行經路徑中，會於骨盆出口處通過梨狀肌的通道。因此，僵硬的梨狀肌可能會壓迫到坐骨神經，導致臀部至大腿後側出現麻木症狀。這種情況亦可稱為坐骨神經痛，但原因不在於腰椎，而是梨狀肌。若是腰椎問題，可在影像檢查時發現，但影像檢查無法顯示梨狀肌症候群。

有時長時間久坐，會使症狀加劇，起身行走，反而能舒緩痠痛症狀。此外，諸如鋤草彎腰、高爾夫等運動、或長時間開車等動作，都會持續加重梨狀肌的負擔，容易罹患梨狀肌症候群。

# 梨狀肌與坐骨神經

→有關梨狀肌症候群的治療方法請見90頁

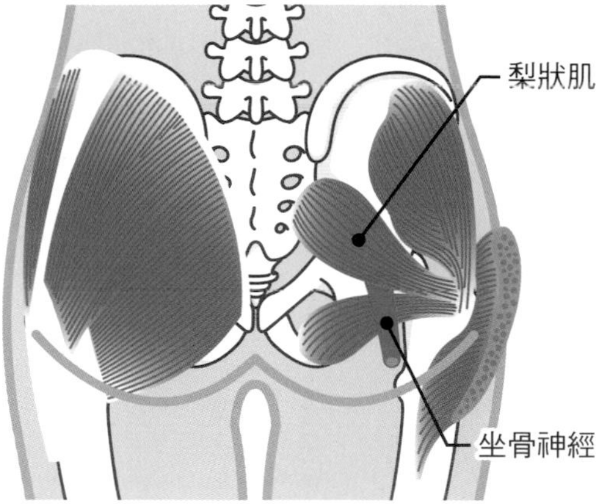


當正常柔軟的梨狀肌受到負荷，變得緊繃僵硬，導致臀部出現疼痛，或壓迫到行經梨狀肌旁邊的坐骨神經，可能會造成大腿麻木。

＊節錄自井須豐彥、金景成編著《超入門　一刀治癒的麻木與疼痛》（Medica出版），部分內容業經修改。

## 行走反而可舒緩

## 坐時會痛

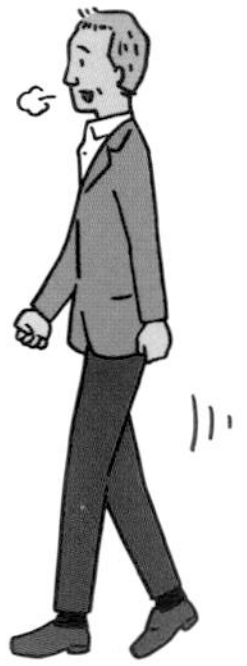

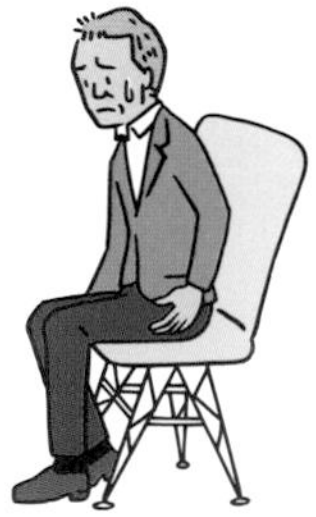

梨狀肌症候群久坐會痛，行走反而能舒緩症狀。

## 何謂臀中肌損傷？

臀中肌位在梨狀肌旁邊，是用以連結骨盆（髂骨）與股骨的臀肌之一。單腳站立或大腿外展（站姿側抬腿）時，臀中肌可幫助骨盆保持穩定。

當臀中肌因長期受到壓迫，變得緊繃僵硬時，可能會導致臀部疼痛，造成臀中肌損傷。此外，臀中肌如果壓迫到坐骨神經，亦可能造成大腿後側痠麻。

**臀中肌損傷時，走路或坐著都會痛。**單腳站立會加重臀中肌的負荷，因此單腳站立時同樣會引起疼痛。此外，有一些病患甚至會引起間歇性跛行（二十頁），走沒多久便因腳痛而走不動，必須蹲下休息，才能恢復行走。臀中肌損傷在影像診斷上看不出任何問題。

## 臀中肌位於臀大肌下方

→有關臀中肌損傷的治療方法請見90頁

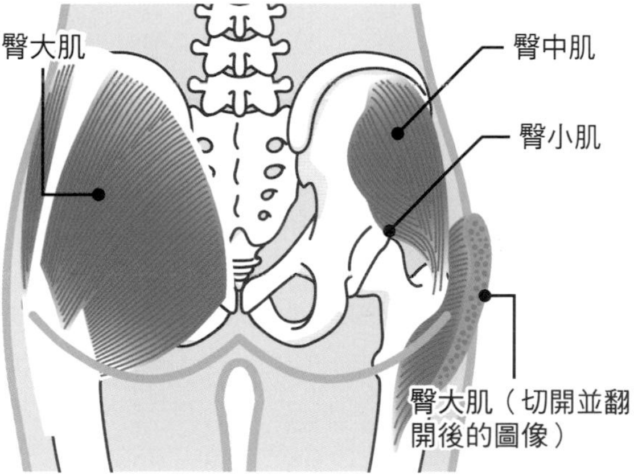


臀中肌位在梨狀肌旁邊，被臀大肌所包覆，除了會造成臀部疼痛以外，亦會伴隨大腿痛的症狀。

### 坐著也會痛　　痛到走不動

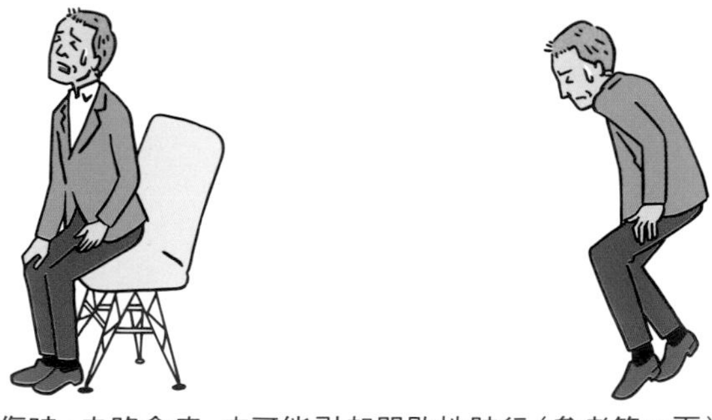

臀中肌損傷時，走路會痛，亦可能引起間歇性跛行（參考第20頁）。長時間久坐，亦會使病情惡化。

# 何謂臀上皮神經損傷？

臀上皮神經是長約數公厘的末梢神經，穿過腰椎走向臀部皮膚，控制臀部的皮膚感覺。

當這條神經在接近皮膚表層處受到壓迫，而在我們常繫皮帶的腰部（後上骼棘上方）出現疼痛時，便是臀上皮神經損傷。

據說，臀上皮神經損傷的病患大約有一半會伴隨下肢疼痛或麻木，也有人出現間歇性跛行（二十頁）的症狀，亦即走路必須常常休息，走走停停，無法連續行走。

扭腰、起身、行走都會造成疼痛加劇，因此診斷時經常被誤判是腰椎問題，然而臀上皮神經損傷在影像檢查中檢查不出原因。

# 從腰部走向臀部的臀上皮神經

→有關臀上皮神經損傷的治療方法請見92頁

## 扭腰會痛

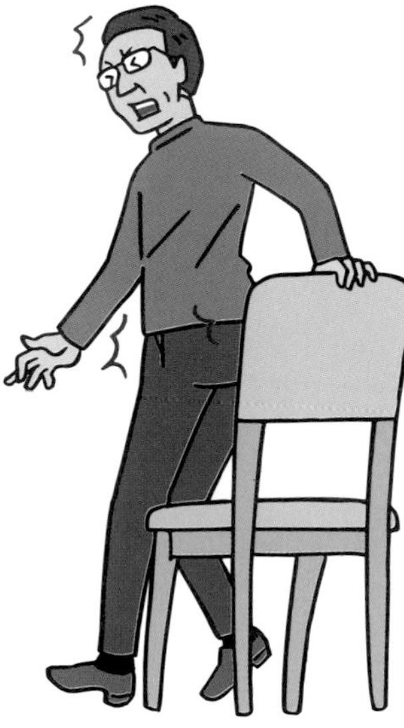

臀上皮神經損傷在行走、起身、扭腰時會產生疼痛，容易與腰椎問題引起的腰痛（比如腰椎椎間盤突出或腰椎管狹窄症等）混淆，然而在X光或MRI檢查中看不出問題。

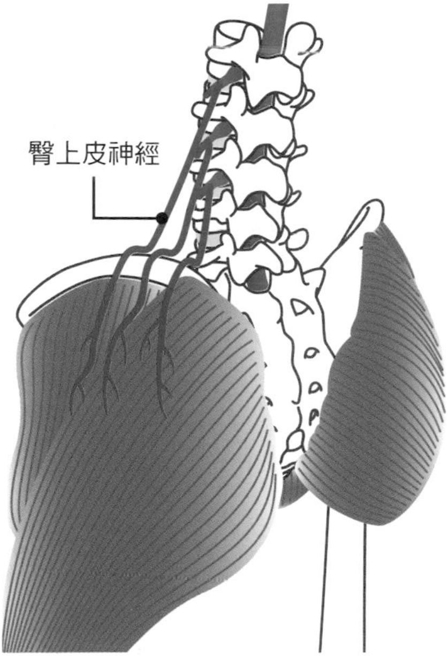


臀上皮神經是長約數公厘的細長神經，從腰部一路延伸向臀部皮膚。當該神經受到壓迫，造成下背至臀部疼痛時，便是臀上皮神經損傷，有時亦會伴隨下肢疼痛或麻木。

# 何謂臀中皮神經損傷？

臀中皮神經是長約數公厘的末梢神經，穿過薦骨走向臀部皮膚，與臀上皮神經損傷同樣控制臀部的皮膚感覺。

臀中皮神經從臀大肌（臀肌中最大的肌肉）中間通過，因此臀部肌肉緊繃僵硬時，可能會壓迫到臀中皮神經，造成臀部下方（後上髂棘下方）疼痛，有時亦會伴隨下肢疼痛或麻木，稱為臀中皮神經損傷，同樣無法利用影像診斷，且與臀上皮神經損傷同樣，經常被誤判是腰椎引起的腰痛。

臀中皮神經損傷的特徵在於行走、坐著都會痛。順帶一提，前文中提及坐姿會痛的疾病總計四項，包括梨狀肌症候群、臀中皮神經損傷、薦髂關節功能障礙、臀中肌損傷。

# 位於臀部的臀中皮神經

→有關臀中皮神經損傷的治療方法請見92頁

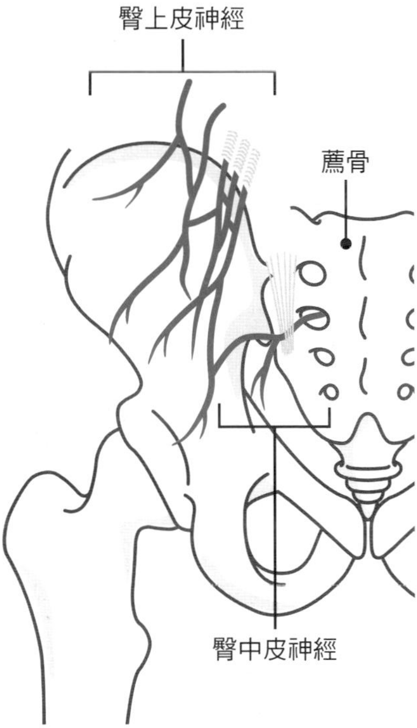


臀中皮神經是長約數公厘的細長神經，從薦骨延伸向臀部皮膚。該神經受到壓迫時，會造成腰臀疼痛，有時也會出現下肢疼痛麻木等症狀。

## 彎腰會痛

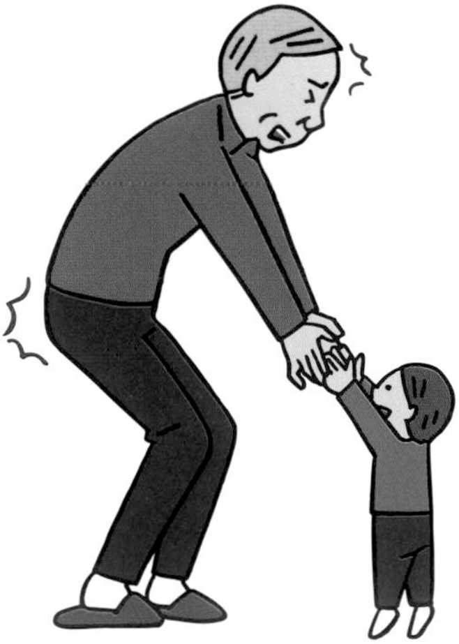

站立、久坐或走路都會使疼痛加劇，彎腰也可能感到劇痛。

# 何謂薦髂關節功能障礙？

薦髂關節組織是十分堅硬的韌帶，可動範圍非常小，僅三至五公厘左右。薦髂關節的活動範圍之所以受限，是為了保持背骨（脊椎）平衡，吸收衝擊。

薦髂關節支撐著上半身重量，承受非常大的負擔，也因此稍有差池，便可能發生錯位，導致關節功能劣化。隨著關節功能降低，造成周邊肌肉、骨骼、神經等負擔增加，而產生下肢疼痛麻木，便是所謂的薦髂關節功能障礙。

薦髂關節功能障礙的症狀與臀中皮神經損傷相似，坐時容易疼痛，且據悉大約有一半的病患會伴隨鼠蹊部疼痛，**亦有人宣稱坐在沒有椅背的椅子上，更容易引起疼痛。**

# 承受上半身重量的薦髂關節

→有關薦髂關節功能障礙的
治療方法請見94頁

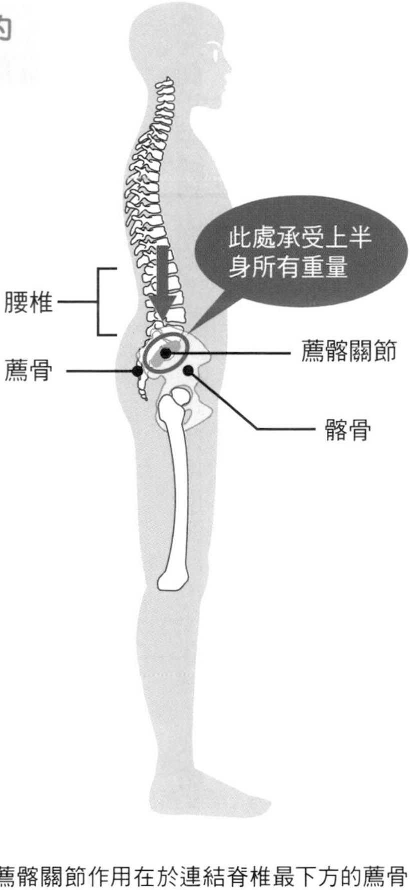


## 坐圓椅凳容易疼痛

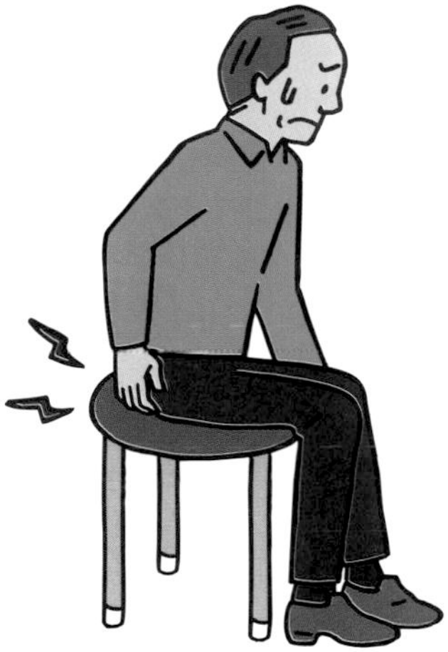

薦髂關節功能障礙的症狀與臀中皮神經損傷（參考第44頁）相似，且據悉約半數病患會伴隨鼠蹊痛。此外，沒有椅背的椅子更容易引發疼痛。

薦髂關節作用在於連結脊椎最下方的薦骨與髂骨（骨盆），可動範圍僅3～5公厘，具有保持背骨（脊椎）平衡、吸收衝擊等重大功能。上半身重量全數壓在薦髂關節上，因此負荷極大，些許的錯位，便可能導致功能劣化。薦髂關節出問題，造成腰部或下肢疼痛或麻木，稱為薦髂關節功能障礙。

# 番外篇③ 跗骨隧道症候群的說明與治療方法

走向足底的神經，在通過腳踝內側的部分是一條狹窄隧道，稱為「跗骨隧道」。神經、動脈、靜脈皆會通過該隧道，因此此處神經容易受損，造成腳底麻木疼痛，稱為跗骨隧道症候群。雖然跗骨隧道症候群只會影響腳掌，但除了腳跟以外，腳底、腳趾皆會出現類似麻木等症狀，因此不少病患會主訴是坐骨神經痛，也有人形容踩在地面時，總覺得腳底沾黏著異物，或感覺像走在碎石路上。此外，約半數病患會出現患部冰冷的症狀。

關於跗骨隧道症候群的治療，如果已知病患有一些生活習慣會引起症狀，可先勸導他們避開該等行為，並服用維生素，觀察情況是否改善。症狀嚴重時，有時也會局部麻醉，進行手術。

# 通過跗骨隧道的神經受損

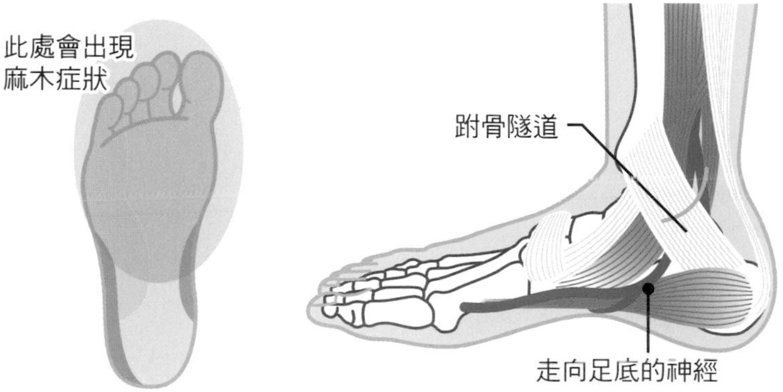


走向足底的神經是通過腳踝內側下方，自足底延伸向腳趾，並在內踝部分形成一條狹窄隧道，稱為跗骨隧道。該隧道同時有神經、動脈、靜脈通過，因此神經容易受損，造成腳底麻木疼痛。

＊節錄自井須豐彥、金景成編著《超入門　一刀治癒的麻木與疼痛》（Medica出版），部分內容業經修改。

## 腳底麻

### 治療跗骨隧道症候群

如果已知病患有些生活習慣會壓迫到神經，可先請他避免類似行為，並服用維生素，觀察情況是否改善。症狀嚴重時，亦可能局部麻醉，進行手術。

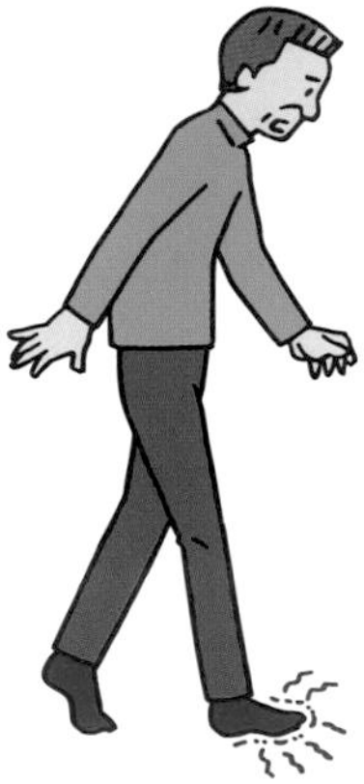

除了腳跟以外，腳底至腳趾出現麻木疼痛；踩在地面上時，總覺得腳底有異物，或感覺像走在砂石路上，且大約有一半患者會出現患部冰冷的症狀。

## 專欄

# 醫師病患主訴腳底痠麻時，該如何診斷？

井須豐彥

腳底疾病有許多種類型，包括足癬、雞眼、嵌甲、拇指外翻、足底筋膜炎、潰瘍、壞疽等，隨著足部護理門診的普及，足部疾病逐漸備受關注。然而，跗骨隧道症候群卻不為人所知，其病人經常主訴腳底麻，或形容腳底「有異物」，「像沾黏到麻糬一樣」。

以現況來看，病患即使在整型外科門診主訴「腳底麻」，也大多會被歸因為「糖尿病引起」、「腰椎疾病症狀」或「年紀大」等問題，而給予治療麻木藥物的處方，我以前也大多是採行這種處理方式。

然而，自從我積極診治跗骨隧道症候群後，意外發現這其實是一種極為常見的疾病（60歲以上患者尤為常見）。但是，跗骨隧道症候群很難透過MRI或CT等影像或神經傳導檢查診斷，只能藉由麻木、疼痛、異物黏著感、發冷、灼熱感等臨床症狀來協助判斷。此外，透過負擔相對較輕微的手術（利用手術顯微鏡，在局部麻醉下進行脛後神經分離術），即可改善症狀。

自從我開始治療跗骨隧道症候群的疾病後，終於可以「用外科的方式治療從頭到腳的神經疾病」，成為一位名副其實的正統神經外科醫師。

診斷或治療跗骨隧道症候群，對神經外科醫師來說絕非難事，但若只對影像診療或腰椎手術感興趣的外科醫生而言，或許略顯困難。切記，當病患主訴「腳底麻」時，醫師應合理懷疑是否罹患跗骨隧道症候群。

# 第2章

# 坐骨神經痛的檢查與診斷

## 疼痛或麻木時，應該先觀察？還是看醫生？

出現腰痛或下肢疼痛、麻木等症狀時，應立即前往醫院診所就醫嗎？

舉例來說，如果跌倒後劇痛，有可能是骨折，應立即就醫。**相對地，如果是可忍受的慢性疼痛，可以先暫緩，觀察症狀。**此時，透過第一章的自我檢測，如果發現可疑疾病，可先嘗試執行第四章的運動療法，症狀若有改善，便無需特地跑一趟醫院。

此外，即使是急性疼痛，比如閃到腰（急性腰痛），還是可先暫且觀察病況後，再決定是否前往醫院。通常，急性腰痛大多一周內可自然痊癒，僅約百分之五至十的機率可能發展成慢性腰痛。然而，如果一周後疼痛仍未獲改善，或是疼痛加劇，應立即就診。

# 疼痛・麻木是慢性，還是急性？

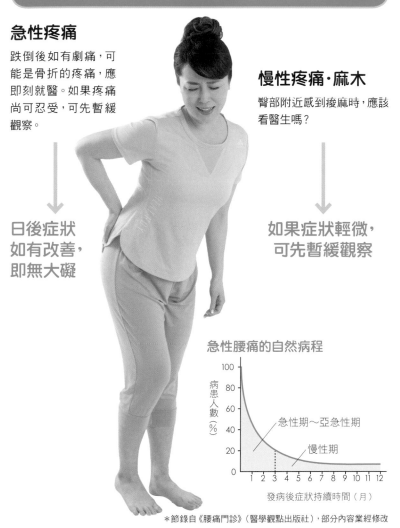

## 急性疼痛

跌倒後如有劇痛，可能是骨折的疼痛，應即刻就醫。如果疼痛尚可忍受，可先暫緩觀察。

↓

**日後症狀如有改善，即無大礙**

## 慢性疼痛・麻木

臀部附近感到痠麻時，應該看醫生嗎？

↓

**如果症狀輕微，可先暫緩觀察**

### 急性腰痛的自然病程

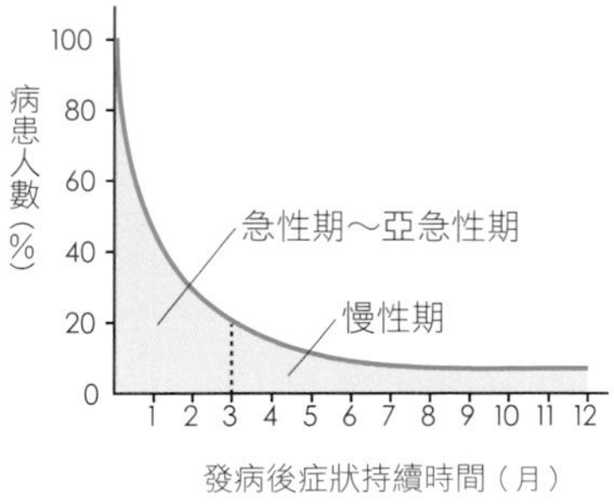


＊節錄自《腰痛門診》（醫學觀點出版社），部分內容業經修改

急性腰痛約5～10%的機率可能發展成慢性。就算單純是閃到腰引起疼痛，如果持續一周以上仍不見好轉，抑或疼痛加劇，應即刻就醫。

## 哪些情況建議最好看醫生？

除了急性腰痛未獲改善以外，**休息靜養時仍有疼痛感覺，抑或患部有灼熱感，皆應立即就診。**尤其，除了第一章提及的疾病以外，癌症轉移、感染、內臟相關或婦科疾病皆有可能引起腰部等下背疼痛。

此外，骨質疏鬆症（請參照六十頁的專欄）嚴重時，即使不曾跌倒，也可能發生骨折。停經後的婦女，急性疼痛便有可能是來自骨折。此外，糖尿病併發症引發的神經病變亦可能導致下肢麻木。

癌症、感染、骨折等必須透過影像診斷，才能確定原因，況且有些疾病需緊急治療，因此如有上述病況，應即刻就醫。特別是癌症轉移引起的疼痛，很可能發生在接受癌症治療的病患身上，如有下背痛等情況，應儘早就診。

## 下列情況應即刻就醫

□因跌倒或摔傷，引發劇烈疼痛
□休息或安靜不動時隱隱作痛
□患部不僅疼痛，還有灼熱感
□飲食或排便時，疼痛加劇
□劇痛伴隨生理期反覆發作

## 可能導致疼痛或麻木的原因

### 消化系統疾病
胃潰瘍、十二指腸潰瘍、直腸疾病等有時會造成背部或腰部疼痛。

### 婦科疾病
子宮肌瘤或子宮內膜異位症可能導致腰部疼痛。

### 血管疾病
剝離性主動脈瘤或主動脈栓塞等疾病可能造成劇烈腰痛；此外，造成腳動脈阻塞的動脈硬化阻塞疾病亦可能引起麻木症狀。

### 糖尿病
併發症引發神經病變時，可能造成手腳麻木。糖尿病患也容易引發動脈硬化阻塞疾病。

### 癌症轉移
有時其他內臟器官的癌症（惡性腫瘤）會轉移到背骨，造成劇烈疼痛。這種情況可能出現在（曾）罹患癌症並接受治療的患者身上。

### 脊椎腫瘤
原生在脊椎上的腫瘤，而非來自其他器官癌症轉移，有良性與惡性腫瘤（癌症）之分。

### 泌尿系統疾病
尿道感染有時會引發下背隱隱作痛，尿路結石則可能造成劇烈疼痛。

### 感染性脊椎炎
請參閱下方統整。

## 年長者和糖尿病病患容易罹患的感染性脊椎炎

### 感染性脊髓炎

- **結核性脊髓炎**　由結核菌感染脊椎所引起，可能伴隨發燒，但以低燒居多。如置之不理，骨質會慢慢地被侵蝕、破壞。
- **化膿性脊髓炎**　因感染金黃葡萄球菌、大腸桿菌等結核菌以外的病原體而引起，會引發劇烈腰痛，靜養也會痛，有時可能發高燒，但也可能低燒。據說感染新型冠狀病毒，亦有極低的機率會引發下背痛（肌肉疼痛）。

年長者及糖尿病患者免疫力較弱，因此對健康年輕人相對無害的病原體，有時會在前者身上感染脊椎，引起發炎性疾病。

# 專欄

## 如何預防「不知不覺中骨折」？

金景成

最近常聽到「不知不覺中骨折」的說法，這是用來形容骨質疏鬆症導致骨折的可怕之處，比如沒有跌倒卻骨折，甚至連本人也未察覺自己骨折。

骨質疏鬆症意指骨質隨著年齡增長而脆化，導致一些諸如摔倒時屁股著地、用力坐到沙發上、或是轉身向後的小動作，都可能造成背骨骨折。

背骨骨折需要二至三個月療程，有時可能還須動手術。此外，由於病患本身骨質脆弱，即使骨折癒合，其他地方骨折的風險還是很高。光是想像，就讓人不寒而慄。

因此，預防骨質疏鬆十分重要。尤其是女性，建議從年輕時就適當補充鈣質（建議每日攝取量至少650mg）。此外，飲酒過量、抽菸、糖尿病、甲狀腺機能亢進、45歲前停經、父母曾有股骨或其周圍骨折經驗的人，都應提高警覺。

如果擔心，不妨接受骨質疏鬆症檢查。檢查是利用高度可靠性的DXA法（雙能量X光吸光式測定，可透過儀器照射微量X光，測定正確的骨密度）進行評估，並檢查本人的背骨是否發生未察覺而骨折的情況。

如果確認罹患骨質疏鬆症，一定要接受治療。醫師會綜合病患骨質疏鬆症的程度、年齡、常用藥物、血液檢查的結果來選擇合適的藥物，但重要的是病患定期重新檢查骨質疏鬆症的情況，適時調整藥物。當然，骨質要強健，運動和曬太陽都非常重要，相信這一點不言而喻。我們必須用心照顧自己，才能長久擁有健壯的骨骼，走更長遠的路。

# 鈣質自我檢測表

| | | 0分 | 0.5分 | 1分 | 2分 | 4分 | 得分 |
|---|---|---|---|---|---|---|---|
| 1 | 是否每天飲用牛奶？ | 幾乎沒有 | 每月一到兩次 | 每週一到兩次 | 每週三到四次 | 幾乎每天 | |
| 2 | 常吃優格嗎？ | 幾乎沒有 | 每週一到兩次 | 每週三到四次 | 幾乎每天 | 幾乎每天 | |
| 3 | 常吃起司等乳製品或飲用脫脂牛奶嗎？ | 幾乎沒有 | 每週一到兩次 | 每週三到四次 | 幾乎每天 | 每天食用兩種以上 | |
| 4 | 常吃大豆、納豆等豆類嗎？ | 幾乎沒有 | 每週一到兩次 | 每週三到四次 | 幾乎每天 | 每天食用兩種以上 | |
| 5 | 常吃豆腐、什錦豆腐丸、油豆腐等大豆製品嗎？ | 幾乎沒有 | 每週一到兩次 | 每週三到四次 | 幾乎每天 | 每天食用兩種以上 | |
| 6 | 常吃菠菜、小松菜、青江菜等蔬菜嗎？ | 幾乎沒有 | 每週一到兩次 | 每週三到四次 | 幾乎每天 | 每天食用兩種以上 | |
| 7 | 常吃海藻類嗎？ | 幾乎沒有 | 每週一到兩次 | 每週三到四次 | 幾乎每天 | | |
| 8 | 常吃柳葉魚、沙丁魚乾等可連魚骨一起食用的魚類嗎？ | 幾乎沒有 | 每月一到兩次 | 每週一到兩次 | 每週三到四次 | 幾乎每天 | |
| 9 | 常吃魩仔魚乾、蝦米等小型海產乾貨嗎？ | 幾乎沒有 | 每週一到兩餐 | 每週三到四次 | 幾乎每天 | 每天食用兩種以上 | |
| 10 | 每天確實吃三餐嗎？ | | | | 沒有照三餐吃 | 確實吃三餐 | |

| 合計總分 | 評量 | 建議 |
|---|---|---|
| 20分以上 | 優 | 每天確實攝取800mg以上所需鈣質，請繼續保持均衡飲食。 |
| 16～19分 | 略顯不足 | 每天需攝取800mg的鈣質，攝取量略顯不足。建議多補充一點鈣質，將評分拉高至20分。 |
| 11～15分 | 不足 | 每天僅攝取600mg的鈣質，若不改善，終將步入骨質疏鬆。建議日常飲食多下點工夫，增加5～10分的評量分數，才能滿足20分的鈣質需求。 |
| 8～10分 | 嚴重不足 | 鈣質攝取量不到所需的一半，建議應針對鈣含量豐富食品，食用比現在多一倍量。 |
| 0～7分 | 完全不足 | 幾乎沒有攝取鈣質，如不改善，會變得容易骨折，十分危險。建議重新審視飲食習慣。 |

＊節錄自《骨質疏鬆症的預防與治療指南　2015年版本》

## 哪些症狀應立刻就醫？

即便罹患疑似第一章提及的腰椎椎間盤突出或腰椎管狹窄症，也很少有病例需要立即診治。然而，若有慢性腰痛或坐骨神經痛等症狀，且出現以下三種症狀時，應小心謹慎。

三種症狀分別是：①雙腳麻木②會陰部有灼熱或麻木等不適③有頻尿、餘尿感、排尿不順等泌尿系統障礙。出現該等症狀時，建議立即就醫。

有明顯麻痺（下肢麻痺）或尿滯留（尿不出來）時，適用緊急手術，但若只是頻尿或排尿不順，並不至於迫切需要緊急手術。此外，會陰部不適也有可能是前述症狀的徵兆，同樣還不至於需要緊急手術。不過，建議還是先去醫院仔細檢查。

## 應立即就醫的3種症狀

### 雙腳麻木

重點在於是否雙腳皆感麻木。此外，如果在平地也總是險些摔倒、無法順利上下樓梯，有可能是腳麻痺的徵兆，建議立刻就醫檢查。確認是下肢麻痺時，建議緊急手術。

### 有頻尿或餘尿感等症狀

如果突然出現以往沒有的頻尿、餘尿感、排尿不順等症狀，也應及早就醫。出現無法排尿（尿滯留）的症狀時，適用緊急手術。

### 會陰部有麻木或灼熱等症狀

會陰部（女性在陰道口與肛門之間，男性在陰囊與肛門之間）有麻木或灼熱等不適情況時，通常被視為下肢麻痺或尿滯留的徵兆，適用緊急手術，建議及早就診。

↓

### 應即刻就醫

有慢性腰痛或坐骨神經痛等症狀，且出現上述3種症狀其中任一項時，可能是與大腦連接的馬尾神經（參考第16～19頁）受損，有些病情須及早治療，因此建議立即就醫檢查。

## 協助醫生正確診斷的行前作業

每個人形容「疼痛」、「麻木」的表達方式各有不同，因此如果因腰痛或下肢疼痛麻木而欲前往醫院就診，行前事先仔細觀察自己的症狀，其實非常重要。所以，建議病人盡可能事先思考整理，以便具體表達症狀。**在此階段，標記疼痛位置，將有助於醫師診斷**，不妨參照第一章的自我檢測，自行觸診按壓腰部或臀部，在最痛的部位畫上記號。

此外，建議參考下頁檢測項目，整理標示病狀是走路會痛、坐著會痛、還是彎腰會痛。再者，告知醫師此前的發病經過，比如開始疼痛的時間點，也非常重要。不妨把這些資訊條列記錄在便條紙上，直接給醫生看。

## 為了準確向醫師描述症狀

### ①盤點疼痛部位！

□只有腰痛（相當於肚臍位置的後背部位）
□腰至臀部出現疼痛、麻木
□不只腰，大腿根部或後側也有疼痛、麻木感

### ②盤點疼痛強度！

□突然劇痛
□一會劇痛、一會不痛，病情反覆
□總是差不多程度地隱隱作痛

### 按壓會痛的部位

檢查前述①、②項時，若有按壓會痛的部位，建議用筆標記。前往醫院前，如果能事先進行第1章的自我檢測並標上記號就更完美。

### ③盤點疼痛時機！

□就坐或蹲下時會痛
□持續保持同一姿勢時會痛
□從坐姿起身或邁步行走時會疼痛難忍
□行走時，腰部到下肢出現疼痛或麻木
□休息不動時也會痛
□彎腰時會痛
□痛到躺著翻身也難受

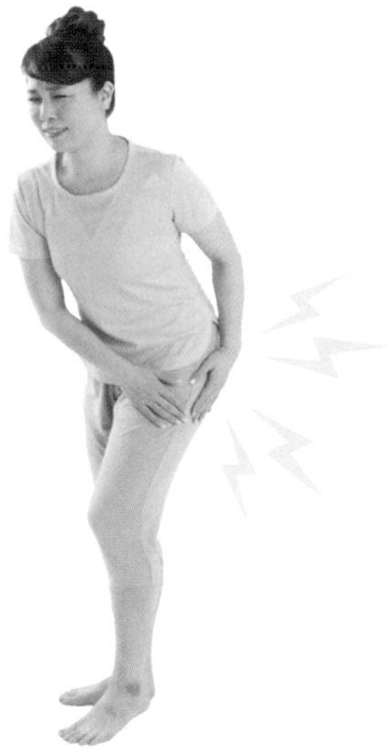

## 醫院會進行哪些診察或檢查？

腰痛或下肢疼痛麻木並不是單靠影像檢查就能查出端倪，從問診、觸診、視診等影像檢查以外的診察取得資訊也十分重要。關於問診，如上一頁說明，病人事先整理並記錄須告知醫師的資訊，將有助於問診順利進行。觸診的部分也只要病患事先標記疼痛位置，醫師即方便診察。

問診、觸診、視診結束後，再進行X光或CT、MRI等影像檢查。綜合上述檢查，大致能得知問題是否出在腰椎。然而，即使罹患椎間盤突出或脊椎管狹窄，也不見得就是引起症狀的病因。**所以仔細描述自己的症狀，協助醫師取得影像檢查以外的病情資訊極為重要。**

# 醫院會進行哪些診察或檢查？

## 視診

醫師目測病人的姿勢、走路方式、疼痛或麻木的部位狀態。此外，從表情和說話方式，也能推測病人的心理狀態。

## 觸診

醫師觸碰病患身體，按壓患部，或擺動其肢體做某特定動作，以便確認什麼情況會出現症狀。

## 問診

病患主動告知或由醫師提問目前的症狀、此前的病情經過、生活情況等，有時可能是填寫院方預先設計好的問診表格。準備一份備忘錄，統整67頁的盤點項目，將有助問診順利進行。

## 影像檢查

通常會用X光檢查確認骨頭（脊椎）的情形，有時為了詳細觀察椎間盤、神經、脊髓等狀態，也會做CT或MRI檢查。

## 血液檢查亦可能是追加的項目之一

醫師懷疑是內科問題時，有時也會追加血液檢查。屆時，如果是內臟器官異常，可能會轉診至內科或婦科；若懷疑是憂鬱症等心因性因素，則可能轉介至神經精神科。

## 診斷

醫師根據問診、視診、觸診及影像檢查資料，綜合診斷，進行治療。

# 影像檢查透露哪些訊息？

診斷腰椎問題時，X光、CT、MRI等影像檢驗作用非常大。然而，椎間盤或腰椎隨年齡增長而變形的情況，可能發生在任何人身上。影像上看到椎間盤突出或腰椎變形，但實際上未引起任何疼痛或麻木等症狀的情況其實並不罕見。

另一方面，影像上無法顯示臀上皮神經、臀中皮神經等細長末梢神經的情形，換言之，我們無法從影像檢查得知疼痛或麻木是否源自這些神經問題。

誠如前述，影像檢查不過是輔助醫師正確診斷的工具之一。唯有綜合判斷影像上呈現的神經等狀態，以及疼痛或麻木的樣態，才能找出病人不適的真正原因。

# 影像診療的種類與特徵

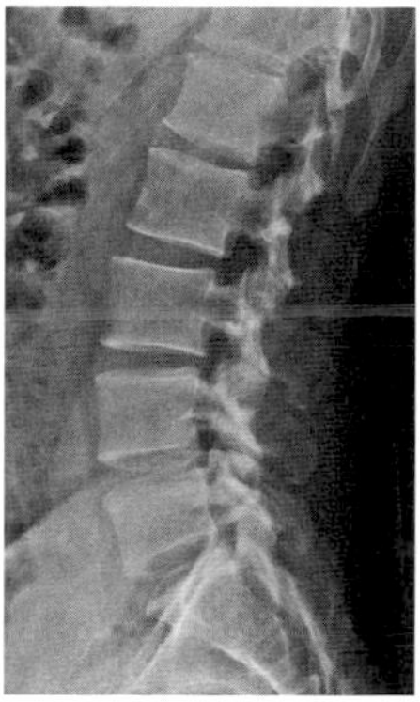

## X光
## （X射線攝影）

對人體照射X光的影像檢查，可以檢測骨頭變形、骨折、癌症轉移到腰椎、感染症等，但無法呈現椎間盤或神經，因此無法觀察椎間盤突出的情況。

## MRI
## （核磁共振影像法）

利用磁鐵製造強烈磁場的原理和電波進行的影像檢查，不但能取得骨骼影像，亦可顯現椎間盤、神經，此外無需使用顯影劑，便可呈現血管影像。放射師可針對診斷所需部位，自由製作縱切面、橫切面、斜切面等影像，但攝影時間比X光、CT長，且體內置入金屬（比如心臟節律器）的病患無法進行檢驗。

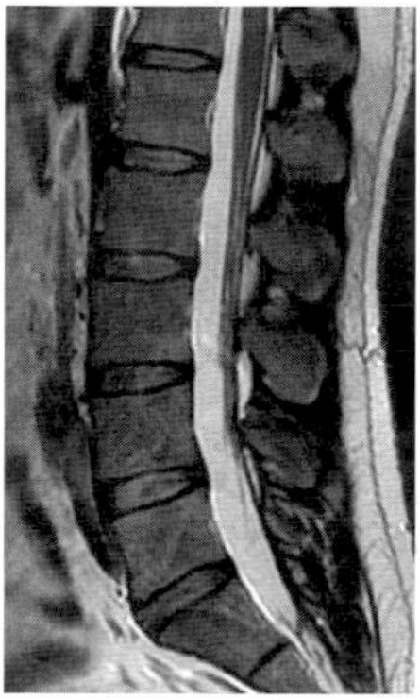

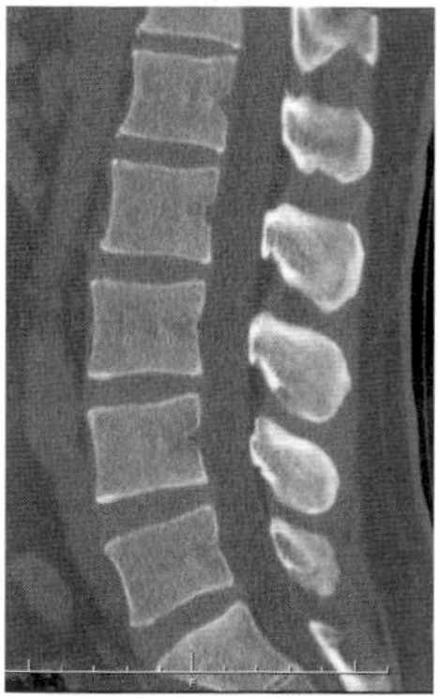

## CT
## （電腦斷層攝影）

CT掃描是以環繞身體一周的方式照射X光後，利用電腦讀取資料並處理分析，藉以取得將人體輪切般的縱切面影像或立體影像。攝影時間比MRI更短，較容易取得斷層影像。

※影像協助：RURBAN診所放射科成合倫典

# 專欄

## 診察時著重影像，是否存在陷阱？

井須豐彥

四十多年前，我在以治療腦中風聞名的秋田縣立腦血管研究中心進修期間，第一次見識到腦出血病患的大腦CT影像，當下心中的震撼，畢生難忘。在那之後，CT、MRI等影像診療便不斷展現卓越的進步。然而，自從我歷經下述病例後，開始對以影像為主的診斷治療抱持懷疑的態度。

〔病例一〕50多歲男性病患，在其他醫院被診斷為腰椎管狹窄症。該院醫師建議「這個手術很簡單，建議立即開刀」。我在診斷後，由於腰痛程度輕微，所以評估無須動手術，但病人無法接受：「影像診斷都說要開刀了，為什麼醫生不幫我開？」

〔病例二〕60多歲女性彎著腰，一臉痛苦地步入診間。據病患主訴，她在其他醫院動過腰椎手術，手術相當成功，但她仍感覺疼痛，最後院方診斷她有精神疾病，建議轉診精神科。

聽完病人描述，我按了按她的臀部，她瞬間痛到身體不禁後仰，因而我診斷是臀上皮神經損傷，給予神經阻斷術治療後，病人原本痛苦不堪的腰痛明顯消失，她開心到熱淚盈眶。

不論是醫生還是病患，都應該要擺脫影像至上的觀念。透過觸診，實際按壓病患腰臀的傳統診察方式，對腰痛的診療非常重要。我在神經外科當住院醫生時，當時北海道大學神經外科的第一任教授、已故的都留美都雄醫師曾教導我們觸診的重要性，但那時我全心投入在影像診療上，無法體會教授言下之意。

最近，我才漸漸體悟教授苦口婆心的用意所在，也終於有身為第一任教授門徒之一的真切感受。

# 第3章

# 治療坐骨神經痛

# 坐骨神經痛基本上不用開刀

似乎許多病患都很擔心，因坐骨神經痛或腰痛去醫院時，醫生會建議他們開刀動手術。就連病人本身被診斷出腰椎椎間盤突出或腰椎管狹窄症時，也經常以為「開刀是唯一的治療方法」。

然而，不管多難纏的疼痛，「開刀是唯一治療方法」的病例並不多見。**儘管神經外科或整形外科的名稱帶有「外科」二字，但診斷第一步，基本上都是以對身體負擔最小的「保守治療法」來觀察病情。**有關坐骨神經痛和腰痛的保守治療，彙整於下一頁。

唯有在保守治療之下仍無法改善症狀時，我們才會考慮外科手術，但不可否認，確實有部分醫師會在未充分實施保守治療的情況下，以開刀為優先。如果你對治療方針有疑問，不妨另尋其他專科醫師，聽取不同意見。

## 各種不開刀的治療方法

外科手術以外的治療方法統稱為「保守治療」，包括各種治療方式。坐骨神經痛和腰痛的治療，基本上都是從保守治療法開始。

| | |
|---|---|
| 藥物治療 | 服用藥物的治療方法，包括口服止痛藥（消炎止痛藥）及抑制因神經興奮引起疼痛的藥物等，可開立各種藥物的處方。除了口服藥，還有貼片藥膏。 |
| 注射治療（神經阻斷術） | 注射治療有多種類型，包括需要高度技術把針插入體內深處的神經根阻斷術、硬脊膜外神經阻斷術，以及相對上安全性較高的臀上皮神經或梨狀肌神經阻斷術。 |
| 護腰或骨盆修復帶（輔具療法） | 此治療方法是利用輔具穩固姿勢，藉以減輕骨格或關節負擔。在無疼痛情況下穿戴，反而可能導致症狀惡化，因此請遵照醫師指示來使用。 |
| 其他保守治療方法 | 有多種治療方法，諸如「牽引治療」是透過牽拉身體來舒緩神經刺激，「溫熱療法」是保暖或溫熱患部以改善血液循環，「電療法」則是對患部給予微弱的「電流刺激」。 |
| 針灸治療 | 東方醫學最具代表的治療方法之一，把針插入俗稱「穴道」的人體穴位，或燃燒艾絨來治療，有時這對單靠西方醫學無法充分處理的疼痛十分有效。 |
| 心理治療 | 人的痛覺其實深受精神狀態影響，也因此有一套治療方法，是從心理層面著手，減輕疼痛。「認知行為治療」便是一種透過了解疼痛來改變行為的治療方式，需要與精神科等協調合作。 |
| 運動療法 | 伸展運動的作用，可緩解僵硬的肌肉，改善神經壓迫；重訓可鞏固腰椎肌肉，改善姿勢，達到減輕疼痛或麻木的效果。 |

## 光吃藥能消除疼痛或麻木嗎？

關於下肢疼痛或麻木的保守治療，首先我們要探討的是口服藥治療。止痛藥（非類固醇類消炎止痛藥）是我們最常使用的藥物之一，面對急性疼痛，醫生首先會考慮使用這類藥物來舒緩症狀。然而，部分消炎止痛藥容易引發腸胃不適，使用時須顧及副作用。

**另一方面，由神經損傷引起的疼痛或麻木容易變慢性病，實際上很難單靠消炎止痛藥來控制**，因此除了止痛藥以外，我們還會使用各種藥物來舒緩疼痛。近幾年，抑制神經興奮的藥物逐漸普及。

人體具備一種「下行性疼痛抑制系統」，由大腦不斷釋放抑制疼痛的訊號。但是，當疼痛變慢性時，下行性疼痛抑制系統會逐漸失效，導致疼痛變得更強烈。若能恢復下行性疼痛抑制系統的運轉，也有望緩解症狀。

# 治療下肢疼痛或麻木的常用藥物

## 抗憂鬱藥

壓力大時，大腦抑制疼痛傳達的「下行性疼痛調節系統」作用會下降。抗憂鬱劑中，部分藥物具有增強下行性疼痛調節系統的作用，可望緩解下肢疼痛或麻木。

**藥品名稱** Cymbalta、Noritren、Tryptanol、Tofranil等

## 抗焦慮藥物

藉由減緩疼痛或麻木引起的壓力，可望抑制症狀。儘管需要時間才能發揮效用，但沒有成癮性，惟有嗜睡或暈眩等副作用。

**藥品名稱** Sediel等

## 維他命B12藥劑

一般認為維他命B12具有修復受損末梢神經的作用，因此在治療疼痛或麻木時，有時會使用「含維他命B12的藥劑」。

## 中藥

中藥是根據東方醫學理論，搭配各種中藥材（具藥效的各種植物、動物或礦物等），有些可用來治療脊椎管狹窄症。

**藥品名稱** 八味地黃丸、牛車腎氣丸等

## 麻醉性止痛藥

具有強烈止痛作用的藥物之一，對坐骨神經痛等由神經損傷引起的疼痛，效果也已是眾所周知，然而容易引起嘔吐、便祕等副作用，因此用藥時須謹慎注意。

**藥品名稱** Tramacet、Twotram、Tramal等

## 止痛或消炎藥物

即所謂的「止痛藥」，統稱為「非類固醇類消炎止痛藥」（NSAIDs）。雖為常用藥物，但部分藥物具有容易引起胃痛、嘔吐、腹瀉等胃腸不適的副作用。

**藥品名稱** Loxonin、Voltaren、Celecoxib等

## 緩解肌肉緊繃的藥物

肌肉緊繃是造成疼痛的原因之一。有一種藥物稱作「肌肉鬆弛劑」，可抑制大腦對肌肉緊繃的傳導，改善肌肉或筋膜性的疼痛（肌筋膜或俗稱筋膜，是包覆肌肉的薄膜）。

**藥品名稱** Myonal、Arofuto等

## 抑制神經興奮的藥物

神經興奮是引起疼痛或麻木的原因之一，而鈣離子便是刺激神經興奮的重要訊號。「鈣離子通道阻斷劑」是藉由抑制鈣離子流入末梢血管，來舒緩疼痛或麻木。

**藥品名稱** Lyrica、Tarlige等

## 降低痛覺過敏的藥物

一種以「接種牛痘疫苗的家兔炎症皮膚提取物」為主要成分的藥物，可改善末梢血液循環，抑制疼痛或發炎相關物質的作用。其機制尚不清楚，但已證實可有效抑制痛覺過敏。

**藥品名稱** Neurotropin等

## 改善末梢血液循環的藥物

前列腺素類藥物。前列腺素屬於發炎物質，亦具有擴張末梢血管、改善血液循環的作用，故而可促進馬尾神經或神經根的血液流通，抑制疼痛或麻木。

**藥品名稱** Prorenal、Opalmon

# 痠痛貼布有效嗎？

治療疼痛藥物，除了口服藥以外，還包括外用的貼布、藥膏等，都是消炎止痛藥的一種，劑型不同，但基本的藥理作用類似，因此和口服止痛藥一樣，目的都在緩解急性疼痛，故而可有效抑制短暫加劇的疼痛，幫助病人度過不適階段，但對於慢性疼痛，胡亂地持續使用，也無法指望能有多大效果。

另一方面，市面上有許多種貼布商品，因此似乎不少病人在前往醫院之前都會使用市售貼布。市售貼布分冷熱貼片，但都只是塗上帶有清涼感或溫熱感的成分，沒有實際降低或升高體溫的作用。有些病患會主動要求溫熱貼布的處方，但其實沒有什麼溫熱效用。**如欲透過增高體溫，改善血液循環，來達到治療效果，建議採用物理溫熱**（請參照一百五十四頁）。

## 專欄

# 日本研發治療「痠麻」的特效藥

金景成

「神經病變性疼痛」容易出現麻木的不適症狀，還可能引發疼痛，普通的止痛藥難以發揮效用，不易治療，因此醫師在診療時，多半會參考「神經病變性疼痛指南」。然而，該指南是根據以往對病人的用藥經驗編製而成，因此不易涵蓋新藥內容，是其最大缺點。

2019年4月，日本率先全球開始使用Tarlige（藥品名稱）。這款藥品完全是日本在地製造，專治麻木疼痛的全新藥物，可在神經層次抑制麻木或疼痛。過去也有幾款類似的藥物，但總是可能伴隨嗜睡或頭暈等副作用。然而，這款日本製造的新藥，效果可望比既有藥物更有效，且類似的副作用更少，但由於是新藥，所以指南中尚無記載，我們醫師也殷切期盼可以儘快開始用藥。

雖非新藥，但其他日本製藥物還包括Neurotropin（藥品名稱）。這款口服藥給人的印象是速效性不高，但個人認為幾乎沒有副作用，可有效地緩慢舒緩疼痛。Neurotropin已列入上述指南當中，尤其在老年人口眾多的日本，算是使用上相當便利的藥物之一，備受重視。

另外，以上藥物必須經由醫師診斷，並開立處方，方可前往藥局購買。使用上有些注意事項也須特別留意，請務必遵照醫師指示服用。

引　用：Kim K, Isu T, Kokubo R, et al. Therapeutic Effect of Mirogabalin on Peripheral Neuropathic Pain due to Lumbar Spine Disease. Asian Spine J, 2020

# 神經阻斷術是一種注射藥劑療法

藥物治療持續一段時間後，疼痛或麻木的改善如果不如預期，下一階段常見的治療方法是「神經阻斷術」。簡言之，這種治療方法是透過局部注射麻醉劑，暫時阻斷傳遞疼痛感覺的神經路徑，進而舒緩症狀。

簡單一句「注射」，但其實神經阻斷術如左頁所示，包含許多類型。其中，必須把針頭插入體內深處的神經根阻斷術或硬脊膜外阻斷術，執行人員須具備高度技術，可能需配合住院治療，因此病人亦可選擇在專門進行神經阻斷術的疼痛診所接受治療。

另外，醫師在診斷梨狀肌症候群、臀中肌症候群、臀上皮神經損傷、臀中皮神經損傷時，有時也會利用神經阻斷術來協助確認。因為如果術後疼痛有所改善，便可證明是該疾病無誤。

# 用於治療下肢疼痛或麻木的神經阻斷術

## 臀上皮神經或臀中皮神經阻斷術

用於治療臀上皮神經損傷或臀中皮神經損傷。在臀上皮神經、臀中皮神經靠近體表的髂骨附近注射麻醉劑，疼痛如果獲得舒緩，便可確認是臀上皮神經或臀中皮神經損傷，所以亦用於確診診斷。

## 薦髂關節注射治療

當薦髂關節功能障礙引起的疼痛或麻木十分強烈，導致藥物治療或輔具治療（骨盆修復帶）均無效時所採取的治療方法。由於必須將針頭插入較深處的部位，因此需要在X光透視下注射麻醉劑。

## 激痛點注射

當肌肉持續緊繃，便會形成肌肉結塊（譯注：俗稱氣結），成為疼痛的激痛點（Trigger point）。對肌肉氣結或肌筋膜（包覆肌肉的薄膜）注射麻醉劑，可舒緩肌肉緊繃，緩解疼痛。

## 神經根阻斷術

此方法是把針插入引起疼痛或麻木的神經根（參照16頁），注射麻藥。需利用X光透視，同時將針頭插入體內深處，因此需要高度技術。

## 硬脊膜外阻斷術

脊髓和馬尾神經都被「硬膜」所包覆，此方法便是在該硬脊膜外側注射麻醉劑，與神經根阻斷術相同，必須把針頭插入體內深處，因此需要高度技術。

## 梨狀肌或臀中肌神經阻斷術

梨狀肌症候群或臀中肌損傷造成臀部痛或坐骨神經痛時，亦可進行神經阻斷術，此時是對梨狀肌或臀中肌的筋膜（包覆肌肉的薄膜）注射麻醉劑。與臀上皮神經或臀中皮神經阻斷相同，亦可用於確認診斷。

神經阻斷術除了整形外科和神經外科以外，亦可在專門治療疼痛的疼痛診所施行，也有部分疼痛診所專門診治神經根阻斷術、硬脊膜外阻斷術等需要高度技術的神經阻斷術。

## 除了藥物與注射以外，還有多種保守治療方法

除了藥物或注射（神經阻斷術）以外，其實還有各式各樣的保守治療。下一頁統整列出輔具療法、溫熱療法、牽引治療、電療法、運動療法，皆無須擔心藥物副作用或傷害身體組織，因此接受治療後，只要疼痛有所改善，對病人來說就是有益的治療方法。其中也有一些治療方法沒有明確的科學證據，但只要病人的疼痛獲得緩解，便也沒有壞處。然而，明明不覺有效，卻又拖拖拉拉地延續治療，有時反而會導致症狀拖延，應謹慎注意。

**本書推薦運動療法**，可望在不使疼痛惡化的範圍內，提高肌肉柔軟度、強化肌力，改善症狀。我們在第4章中詳細介紹一些運動療法做為參考，當然你也可以在醫療院所進行復健治療。

# 除藥物和注射以外，還有多種治療方法

## 輔具療法

### 腰椎護腰

護腰可以保持姿勢，避免增加腰部負擔，或限制腰部動作，使病人較不易疼痛，有時會在腰椎手術後穿戴，以防脊椎變形。但如果疼痛消失後還持續穿戴，可能導致血液循環變差，削減肌力，造成症狀惡化，所以務必遵照醫師指示使用。

### 骨盆修復帶

用以收緊骨盆腔鬆弛的腰帶，可有效改善薦髂關節功能障礙引起的疼痛。與護腰同樣，在無疼痛狀態下持續穿戴，反而會造成症狀惡化，應遵照醫師指示，僅在疼痛強烈時使用。

## 牽引治療

使用專用機器進行牽引的治療方法。一般認為，透過牽引可放鬆神經壓迫，得到伸展肌肉的效果。雖然尚無科學根據，但疼痛或麻木確實有所改善。

## 溫熱療法

此治療方法是透過照射遠紅外線或低能量雷射，或使用含蓄熱劑的熱敷袋，來溫暖疼痛麻木的部位。一般認為，提高患部的溫度，可改善末梢血管的血液循環，舒緩疼痛。

## 電療

據悉，電療的作用在於對患部給予微弱的低頻電流刺激，來阻斷疼痛傳遞至大腦，且可放鬆肌肉緊繃，改善血液循環，減輕疼痛。

## 運動療法

任由肌肉僵硬，會是神經受損引起下肢疼痛的原因之一，伸展運動有助於放鬆僵硬的肌肉，重訓則可強化支撐脊椎的深層肌肉，也十分有效。

## 可以指壓按摩或針灸嗎？

實際上，確實有許多苦於下肢疼痛或麻木的病患，經常利用指壓按摩、整骨院（譯注：類似台灣國術館）、手療整復（Chiropractic）、針灸館等地方。以上機構雖非醫療院所，但不少意見認為整復後疼痛確實獲得改善。然而，一味求助於上述民俗療法，恐導致症狀惡化，所以首要關鍵是前往神經外科或整形外科看診，找出疼痛或麻木的原因所在。

**有些針灸館也會與醫療單位合作。針灸治療是一種東方醫學最具代表的治療方法，對已知病因但西醫無法充分治療的疼痛相當有效，且這類情況並不罕見。**然而，當腰椎變形等問題較為嚴重時，卻也存在單靠針灸治療成效不佳的問題。因此，就提高兩者的效果來看，東西方醫學相互合作確實十分重要。

## 專欄

# 與針灸師的交流，開啟了我的「觸診」之路

井須豐彥

我是一名神經外科醫師，專門執行要求精密技術的脊髓和脊椎手術。行醫四十餘年，我始終致力自我精進，提升手術成效，但殘酷的事實是，目前的診療仍舊無法滿足所有病患。尤其是麻木疼痛的問題，儘管我採用當前最佳的治療方法，病人症狀依舊不見改善，每當此刻，都讓人深切感受到診療的極限。

一名60多歲女性病患在腰椎管狹窄症手術後，明顯改善下肢疼痛麻木的情況，但還是有腰痛症狀。根據影像診斷，手術非常成功，但即便投予藥物治療，腰痛依舊不見改善。

當時我一籌莫展，最後把她轉介給遠方一名我在研究會上認識的針灸師。透過針灸治療，病人的腰痛獲得明顯改善。面對這預期外的成效，我和病人都相當欣喜。

在西醫裡，如果沒有所謂的證據做為科學根據，治療成效再好，也往往得不到評價。然而，對病人來說，只要症狀得到改善，即使他們不了解原因，也沒什麼大礙。也因此，我認為自己有必要重新認識這個得以填補西醫重視證據治療極限的針灸治療。

此外，我也在這名針灸師身上學到，接觸患者身體的診察是多麼重要的一件事，從而開始執行觸診，診斷並治療必須藉由觸診才能發現的腰痛疾病。個人認為腰痛治療的重點不只在於最先進的影像診療或外科技術，我們亦應該關注那些在影像上無法顯示，必須透過觸診方可診斷，由臀上皮神經損傷、臀中皮神經損傷、薦髂關節功能障礙等疾病所引起的腰痛。

## 醫師建議開刀時，該如何評估？

無論外科醫師的技術有多高明，外科手術終究伴隨風險，所以即便醫師建議開刀，病人還是應該謹慎思考。除非是因脊椎腫瘤這類需要早期治療的疾病所引起的疼痛，否則一名真正優秀的外科醫師，不會一開始便建議手術。

腰椎椎間盤突出或腰椎管狹窄症等的腰椎開刀位置會深及體內深處，對身體負擔相當大。即使是一般認為負擔較少的內視鏡手術，也同樣會在身體內部留下一道深厚的傷痕。

再者，雖說手術導致嚴重併發症的機率很低，但並非是零。萬一發生不幸，在一旁支援病患的家屬，生活上一定會受到影響，所以**建議與家人討論，一同做決定。**

## 當你猶豫是否開刀時……

**擔心疼痛會一直持續下去而焦慮不安**

↓

**椎間盤突出雖然會暫時引起激烈疼痛或麻木，但突出的椎間盤也有可能在數月內自然縮小，疼痛消失。**

**影像診斷顯示有異常**

↓

**影像中顯現的異常，不見得是疼痛的真正原因。**

## 你試過其他的治療方法嗎？

其實不少病人開始使用藥物治療，並持續保守治療一段時間後，疼痛或麻木明顯改善。

## 然而，這些情況還是建議手術

- 嘗試過各種保守治療，症狀依舊不見改善，且已影響到日常生活。
- 疼痛雖然稍有減輕，但行動不如從前。
- 無法隨心所欲地行走，感覺人生價值受到侵害。
- 出現排泄困難，十分苦惱（疑似馬尾神經受損，請見62頁）。
- 神經損傷導致肌力下降，復健也不見好轉，如果置之不理，可能導致進一步惡化，即使事後開刀，也難以恢復原狀。

## 下決定前，你必須清楚：手術有風險

- 很難徹底消除所有症狀。可以改善主要病症，但術後可能還是會有麻木感。
- 包括輕微病狀，手術併發症的發生機率為5.5%～13.9%，死亡病例也並非為零。技術高明的醫生再如何小心謹慎，也無法百分之百完全預防併發症發生。

**決定是否開刀的關鍵在於，萬一發生不幸，你是否能接受「至少術後的情況比不開刀要來得好」。**

## 有時一個低負擔的小手術，確實可以痊癒

腰椎椎間盤突出、腰椎管狹窄症等腰椎疾病，動手術之所以危險，是因為必須全身麻醉，屬於一種「大型手術」。相形之下，一些會引起類似坐骨神經痛導致下肢疼痛或麻木的疾病，在局部麻醉下進行身體負擔較小的外科手術，可以獲得痊癒。

臀中肌損傷、臀上皮神經損傷、臀中皮神經損傷等疾病的治療，是透過減壓手術切除壓迫神經的部分肌肉，藉以減輕壓迫。由於都是接近體表的部位，因此對身體的負擔較小，備受矚目。

注意，以上手術，依舊僅限於無法透過神經阻斷術等保守治療改善疼痛麻木的情況。首要還是請先嘗試保守療法，當疼痛真的不見好轉時，再考慮手術。

## 專欄

# 治療疼痛或麻木有固定流程

井須豐彥

如果將傳導疼痛或麻木的神經路徑，比喻成家電用品的電路系統，相信讀者可以立即明白該從何處著手檢查。電力是由發電廠製造，透過電纜輸送到每個家庭；若用來比喻神經，發電廠就好比是我們的大腦，電纜相當於脊髓，家用電線則相當於末梢神經。

當房間照明不亮時，你會怎麼辦？我猜，首先你會檢查LED燈泡，如果燈泡壞掉，便會更換一個新的燈泡。

相形之下，近年來醫界似乎普遍習慣「劍指源頭」，先檢查發電廠或電纜，進行修繕（檢查脊椎脊髓，然後動手術）。但是大腦疾病、脊椎脊髓疾病、以及末梢神經等疾病，都可能是造成四肢疼痛或麻木的原因。在診療時，不是應該先從影像上難以診斷但位置上最接近病症的部位（末梢神經）找尋原因，加以治療嗎？然而，許多病患和部分醫師似乎滿心期待影像診療可以、甚至認為便足夠診斷出所有疾病。

我個人是根據問診和診察時取得的資料，加上影像檢查顯示的資訊，來綜合診斷治療。腰痛診療的重點在於留意臀上皮神經損傷或臀中皮神經損傷引起的腰痛，這一點可透過觸診來協助我們確定診斷。

外科醫師通常會試圖從自己專長的外科手術來治療疼痛麻木，但根據我的經驗，「手術是唯一可以改善的治療方法」的病例其實並不多。個人認為，首先嘗試對身體負擔較少的治療，才是合理的做法，這對外科醫師來說，耐心或許是最大考驗。

## 梨狀肌症候群與臀中肌症候群的治療

伸展（一百一十六頁）及神經阻斷術對梨狀肌症候群非常有效。另外有一種手術方法，是切除部分梨狀肌，藉以去除對坐骨神經的壓迫，視情況可能需要全身麻醉。這類手術對身體的負擔很大，但實際執行手術的病例不多。

據悉，伸展對臀中肌損傷的效果，沒有比伸展對梨狀肌症候群的效果來得顯著，但運動療法還是值得一試。改善臀中肌損傷的運動，不妨嘗試臀部伸展等療法（一百二十二頁）。運動療法效果不佳時，神經阻斷術較為有效；如果依舊不見改善，才會考慮手術。臀中肌減壓術是在局所麻醉下，於接近體表部位進行的手術，因此對身體負擔較小，且非常有效。

# 梨狀肌症候群及臀中肌損傷會優先考慮手術以外的治療方法

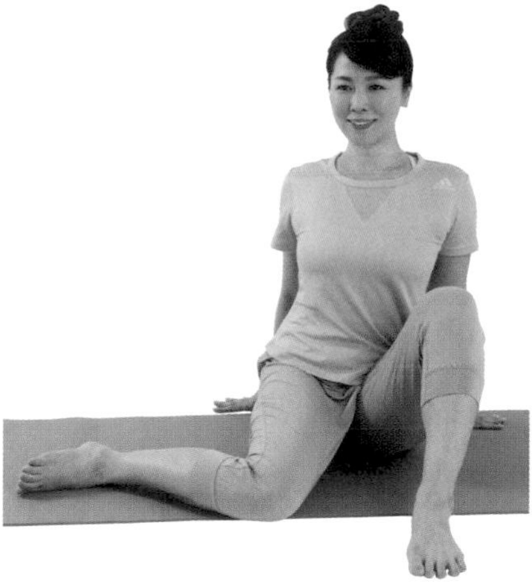

梨狀肌伸展操範例

## 伸展相當有效

伸展方式請見116和122頁

## 伸展不見改善時

### 梨狀肌或臀中肌神經阻斷術

神經阻斷療法請見81頁

＊神經阻斷術雖然有效，但神經注射可能造成雙腳數小時無力行走。

## 以上治療都無效時……

### 臀中肌損傷的手術（臀中肌減壓術）

該手術是切開覆蓋臀中肌的肌筋膜，藉以降低臀中肌的壓迫，可在局部麻醉下進行，因此對身體負擔較小。

### 梨狀肌症候群的手術（梨狀肌切斷手術）

切斷壓迫坐骨神經的梨狀肌，藉以緩解壓迫。該手術必須在全身麻醉下進行，因此相較於治療臀中肌損傷、臀上皮神經損傷及臀中皮神經損傷的手術，對身體負擔較大。

## 臀上皮神經損傷與臀中皮神經損傷的治療

臀上皮神經損傷首先請嘗試一百二十六頁起的臀上皮神經損傷運動療法，該運動亦可能改善臀中皮神經損傷。**此外，亦有病患利用網球抵住最疼痛的部位滾動，來舒緩僵硬的肌肉，進而改善症狀。**如果疼痛依舊無法改善，則神經阻斷術相當有效。

以上方法都不見效時，才會考慮開刀治療。治療臀上皮神經損傷及臀中皮神經損傷的手術，是分別稍微切斷肌筋膜及韌帶，藉以舒緩緊繃的神經。兩者皆可在局部麻醉下進行，因此對身體負擔較小，且非常有效。然而，診療臀上皮神經損傷或臀中皮神經損傷的醫療院所不多，可以進行手術的地方也十分有限。如果不清楚有哪些醫院可以看診，請參考一百五十八頁的醫療院所名單（僅限日本地區）。

# 如果進行神經阻斷術後反覆復發，有時也會利用開刀來舒緩神經壓迫

## 臀上皮神經損傷的手術（臀上皮神經分離術）

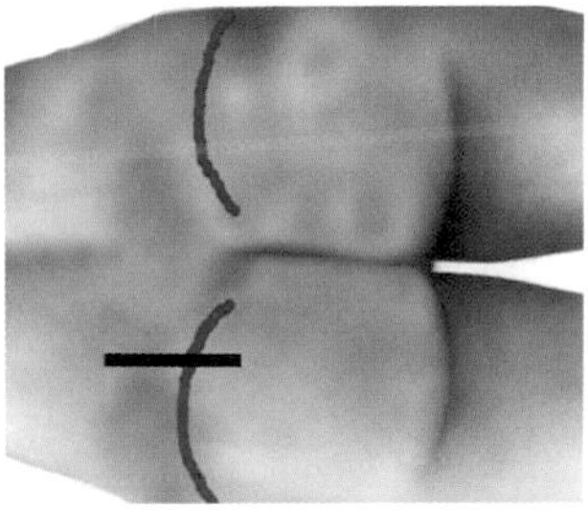

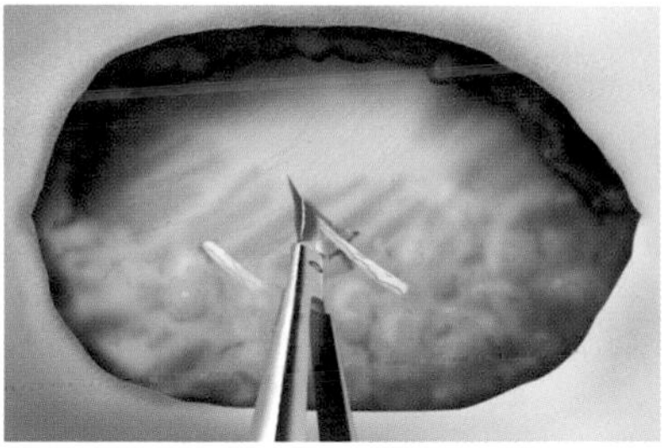

稍微切除壓迫臀上皮神經的肌筋膜（胸腰筋膜），緩解神經緊繃。

Morimoto D. Isu T. Kim K. et al. Surgical treatment of superior cluneal nerve entrapment neuropathy. J Neurosurg Spine.2013 Jul:19 (1):71-5

## 臀中皮神經損傷的手術（臀中皮神經分離術）

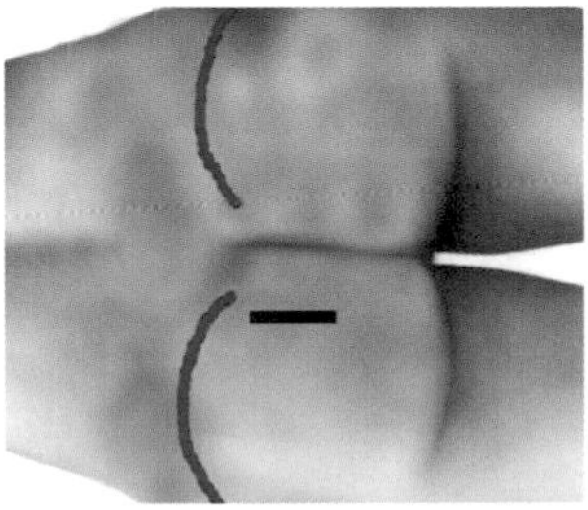

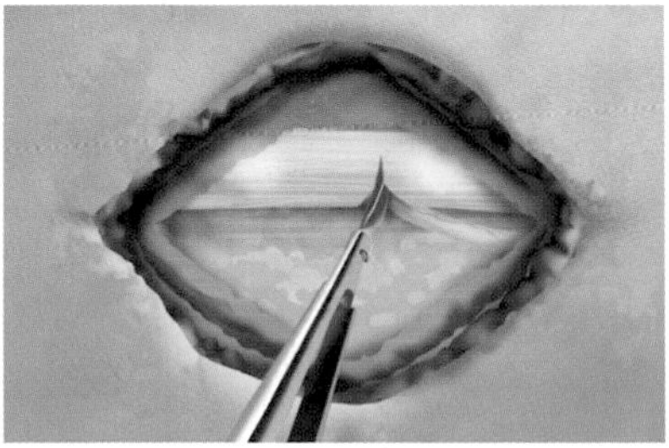

稍微切除壓迫臀中皮神經的韌帶（薦髂後長韌帶），緩解神經緊繃。

Matsumoto J. Isu T. Kim K. et al. Surgical treatment of middle cluneal nerve entrapment neuropathy. Technical note. J Neurosurg Spine.2018 Aug:29 (2):208-213

臀上皮神經和臀中皮神經很細，大約1～3公厘，因此必須使用手術顯微鏡來確認神經位置。該手術可在局部麻醉下進行，所以對身體負擔較小，手術時間約一小時。井須豐彥醫師開創的臀上皮神經分離術，於2013年刊載於國際極具權威的美國醫學期刊。

## 薦髂關節功能障礙的治療

在薦髂關節功能障礙的保守療法中，骨盆修復帶（輔具療法）非常有效。骨盆修復帶是一種可收緊骨盆鬆弛的長條狀束帶，可預防骨盆歪斜，改善疼痛或麻木的症狀，搭配一百二十八頁起的運動療法，效果更佳。

當以上治療方法或藥物治療都不見效時，可考慮神經阻斷術，少數醫療院所亦提供手術（薦髂關節固定手術）項目。原則上，個人傾向不動手術。當神經阻斷術成效不佳時，利用高頻熱凝療法燒壞造成疼痛的神經非常有效。

除此以外，ＡＫＡ療法（關節動作學療法〔Arthrokinematic Approach〕）也是一套廣為人知治療薦髂關節功能障礙的方法，但不適用醫療保險，因此患者須自行負擔所有費用。

# 薦髂關節功能障礙也是優先考慮手術以外的療法

## 治療時首先利用保守治療

**骨盆修復帶（輔具療法）** →83頁
**運動療法** →128頁
**藥物治療** →77頁
**薦髂關節注射治療** →81頁

## 以上治療都不見成效時……

| | |
|---|---|
| 高頻熱凝療法 | 從臀部把針插入至薦髂關節附近，透過針頭傳輸高頻波，藉以燒結（熱凝）導致疼痛的神經組織，常用於薦髂關節注射治療後反覆復發的情況。 |
| 薦髂關節固定手術 | 該手術是以金屬固定薦髂關節，來預防歪斜，歐美國家雖有諸多手術案例，但日本較為少見。 |
| AKA療法 | 正確名稱為AKA-博田法，是一種改善關節運動的手療法，據說對改善薦髂關節功能障礙造成的疼痛有一定療效，但不適用醫療保險，全程自費。 |

＊井須醫師和金醫師的立場都是儘量避免使用薦髂關節固定手術，當神經阻斷術不見成效時，他們推薦高頻熱凝療法。

## 治療椎間盤突出或脊椎管狹窄症的手術

當被診斷出腰椎間盤突出或腰椎管狹窄症，醫師又建議開刀時，病人應審慎思慮是否應動手術（參照八十六頁）。以下大致說明手術概況。

腰椎椎間盤突出手術（後方椎間盤切除術）是切除部分腰椎椎弓，移除壓迫神經的椎間盤。腰椎管狹窄症手術（椎弓切除術）是切除已變形的椎骨或增厚的韌帶，藉以緩解神經的壓迫。兩種手術都須利用手術顯微鏡進行。

亦有部分醫療院所會利用內視鏡，透過顯示器螢幕進行手術，通稱內視鏡微創手術。儘管內視鏡微創手術在體表的傷口較小，但於體內深處形成的傷口和一般手術毫無二致，絕非負擔較輕的手術。

## 脊椎管狹窄症手術
### （椎弓切除術）

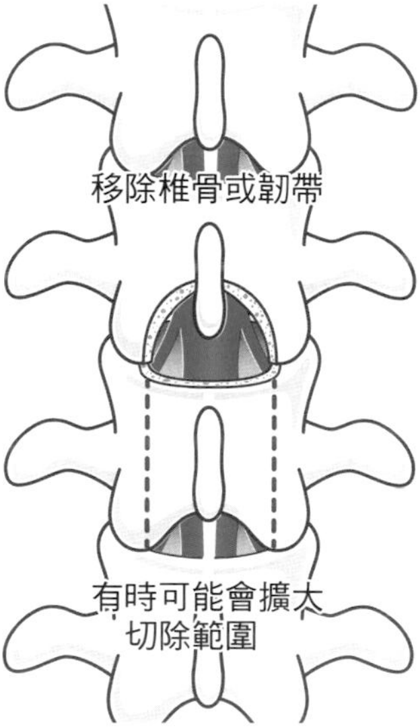


切除因脊椎管狹窄而變形的椎骨或增厚的韌帶，藉以減輕神經的壓迫。併發椎間盤突出時，亦可同時進行手術。

## 椎間盤突出手術
### （後方椎間盤切除術）

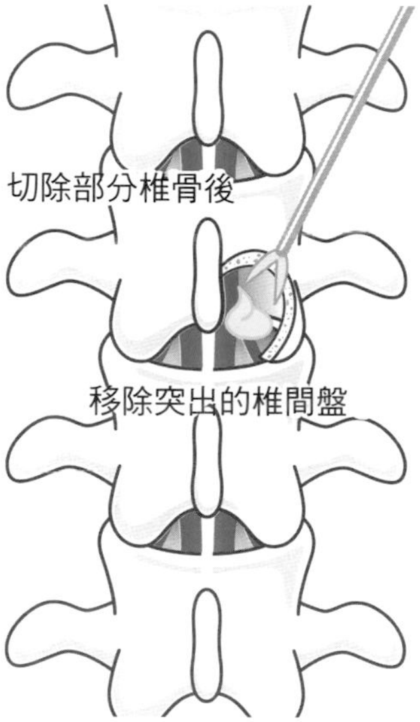


切除部分腰椎椎弓，移除壓迫神經的椎間盤。

### 何謂內視鏡微創手術？

內視鏡微創手術是於體表切開一道小傷口，由此插入內視鏡和手術用具，透過顯示器螢幕進行操作的手術方式。體表傷口範圍不大，但體內深處的傷口和一般手術相同，所以稱不上是負擔較輕的手術。

兩種手術都是使用手術顯微鏡進行。其他，亦有「脊椎固定手術」，是將多個椎節固定，避免位移，具體的手術方式因醫療院所或外科醫師而有些微的不同。

## 疼痛或麻木的症狀不會一勞永逸

即使開刀，術後留下疼痛或麻木等症狀的情況並不少見。不論是手術還是保守療法，疼痛等病症如果沒有全然治癒，病人就總會誤以為「是不是沒治好？」，然後成天想著那裡痛、這裡麻，難保不會導致症狀惡化。心理因素會影響疼痛的感受，**所以在治療疼痛或麻木時，建議患者儘量抱持「症狀好大半就好」的心態。**

「認知行為治療」屬於一種心理治療，可改善心理因素導致疼痛感受加劇的症狀。左頁統整了認知行為治療的相關概念，不妨多多參考，藉以改變自己的思維。此外，雖然僅占少數，但亦有部分醫療院所提供認知行為治療。

# 透過認知行為治療減輕疼痛

## 覺知心理因素

在壓力等影響下，導致體內抑制痛覺的系統功能下降，而產生疼痛。

## 覺知認知扭曲

認知扭曲往往會伴隨不愉快的情緒，練習把疼痛和情緒分開思考（認知），更容易察覺個人的思維習慣。

- 只要感受到一點疼痛，就會非常在意和焦慮。
- 身體一動，感覺更痛，於是變得不敢有所動作，做不了事。

思考自己是否陷入疼痛只有「有」或「無」二選一的思維模式，是否抱持完美主義。

## 改變行為

- 即使會引發疼痛，還是做好分內工作。
- 即使會引發疼痛，還是需要多動身體。
- 不把疼痛當藉口，說自己「辦不到」。

接受疼痛，與其共存。即使生活中或多或少伴隨著疼痛，依舊能享受人生。

## 學習疼痛

- 僅靠醫院治療，並不能使所有疼痛痊癒。
- 疼痛強弱並不等同於病情輕重。
- 適度運動身體，較有助於減輕疼痛。

＊目前醫界也正在嘗試把認知行為治療，應用於治療腰痛與坐骨神經痛，然而這部分必須由醫師、臨床心理師、職能治療師、物理治療師組隊共同參與，因此實際執行的醫療院所仍為少數。

## 自我保健是改善疼痛麻木的關鍵

待著不動，並不會使疼痛或麻木症狀好轉。脊椎是由各種肌肉所支撐，想要改善症狀，強化肌力也非常重要，且為了預防肌力流失，就必須搭配重訓等運動。此外，如果肌肉僵硬，容易引起梨狀肌症候群或臀中肌損傷。柔軟肌肉的伸展運動，可有效預防肌肉僵硬。**重訓與伸展是運動療法的兩大支柱**，第4章將針對各項疾病介紹合適的重訓和伸展運動。

**每當提起運動療法，許多病人都會回覆「我已經很痛了，怎麼可能做運動」，但其實只要量力而為就好，所以個人還是希望病人能多方嘗試。**透過第1章的自我檢測，找出疑似的病因，再搭配相對應的運動療法，如果症狀有所改善，便無需特地跑一趟醫院（出現發燒、劇痛等情況除外）。

## 動動身體，可減輕疼痛麻木

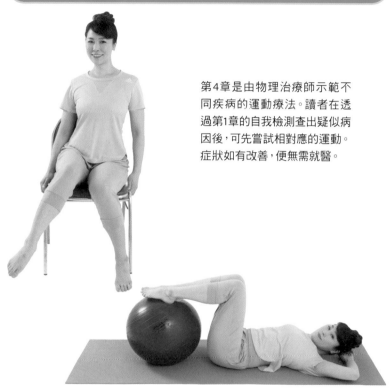

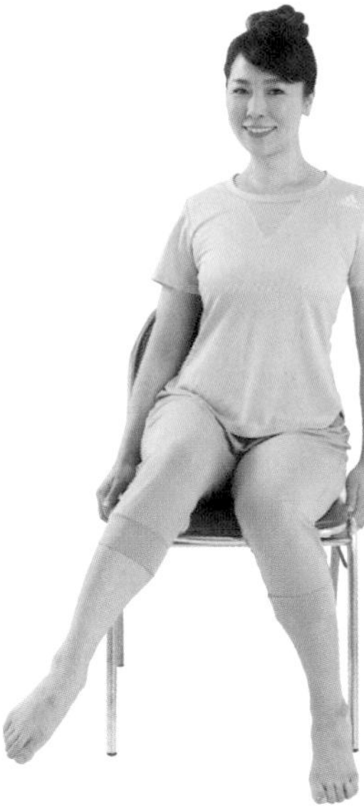

第4章是由物理治療師示範不同疾病的運動療法。讀者在透過第1章的自我檢測查出疑似病因後，可先嘗試相對應的運動。症狀如有改善，便無需就醫。

### 小提醒

**當氣候因素導致疼痛復發時……**

如果疼痛會受陰雨天等氣候因素而復發或加劇，不妨在天氣預報可能降雨時，事先服用市售的暈車藥（止暈藥），可稍稍降低疼痛發生的可能性。據悉，此現象是內耳感受氣壓變化所致。中藥的五苓散據稱亦具有同樣效果。

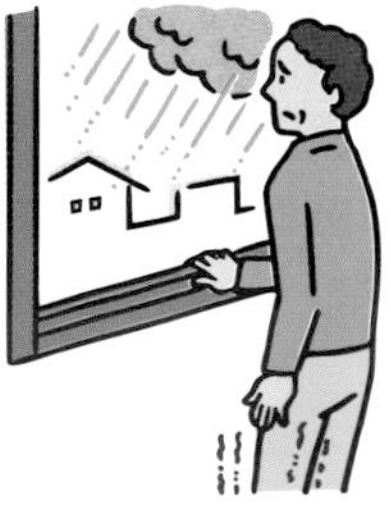

# 改善下肢疼痛痠麻的基本運動

腰痛或坐骨神經痛的最大元凶之一，是姿勢不正確（長期姿勢不良）導致的骨盆歪斜。可能源自本人的生活習慣、職業、慣性等各種因素，因此運動療法的基礎在於矯正全身姿勢。

**基礎3動作！**

3 坐在椅子上，上半身轉體運動 ← 2 坐在椅子上，雙手抱膝 ← 1 從深蹲合掌動作，轉換到站姿伸展

## 1 從深蹲合掌動作，轉換到站姿伸展

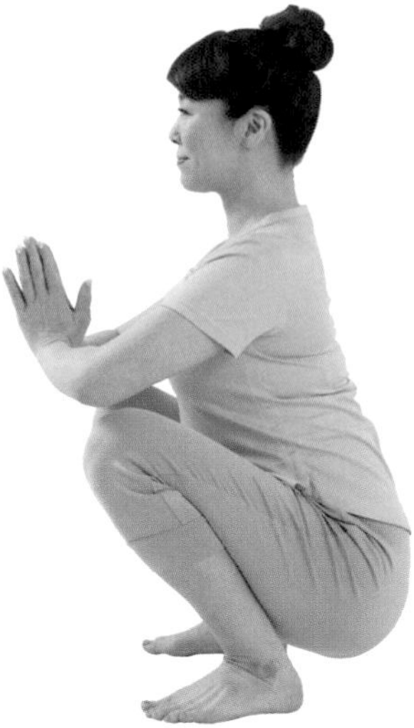

**指導示範**

物理治療師　畝本翠

（畝本みどり的直譯名）

畢業於千葉縣醫療技術大學校（今千葉縣立保健醫療大學，「大學校」是由日本文部省以外各部會或省廳管轄，提供專業訓練教育的學校。）曾擔任東京牙醫科大學市川綜合醫院暨整形外科所屬復健科主任，自2019年1月起就任千葉新都市RURBAN診所復健科主任，並自同年4月起兼任日間照護復健負責人。

1 雙腳打開肩膀寬並蹲下，做出相撲深蹲（深蹲合掌）的動作。

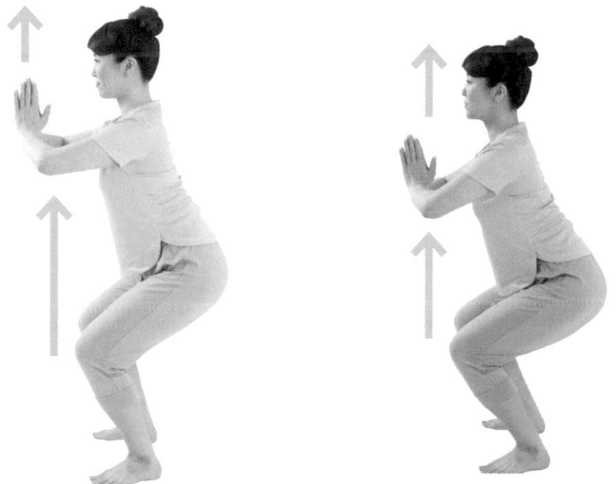

2 從1的動作慢慢起身，上下蹲 **10次**

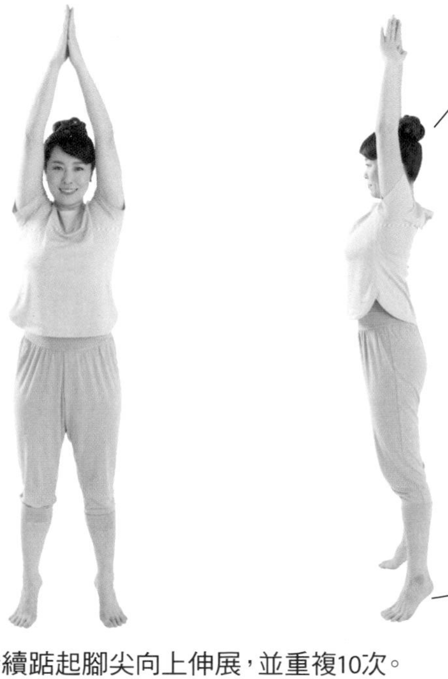
站立伸展的正面模樣
手臂儘量貼在耳朵旁
踮腳尖

3 站直後，持續踮起腳尖向上伸展，並重複10次。

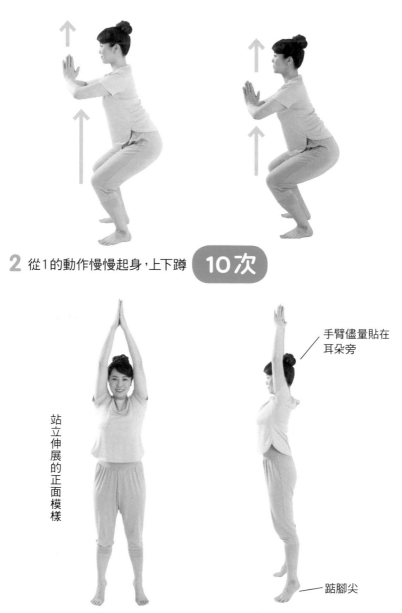

## 2 坐在椅子上，雙手抱膝

**每次維持10秒，重複10次**

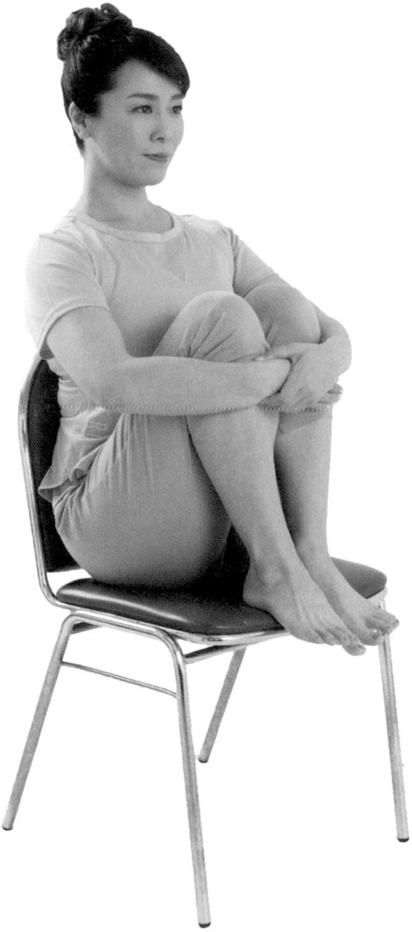

正面

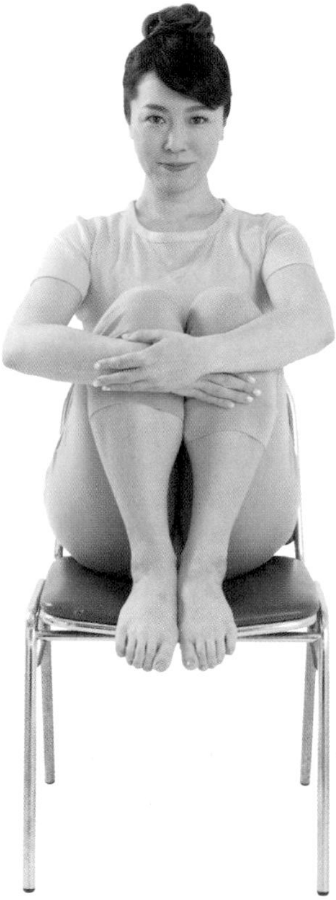

1 屈膝坐在椅子上，雙手抱膝並維持10秒鐘再鬆開。以上動作重複10次。

## 單腳抱膝10秒鐘，重複10次

**2** 接著，雙手環抱單腳膝蓋並維持10秒鐘再鬆開。以上動作重複10次。

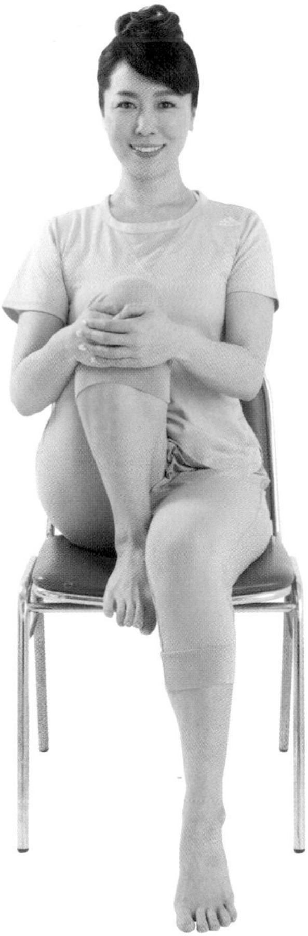

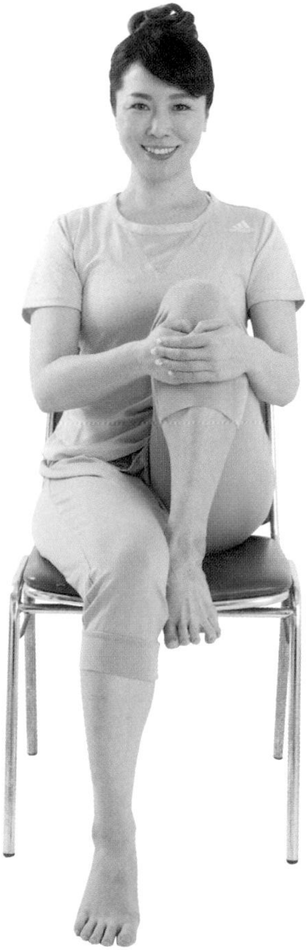

**3** 換腳同樣用雙手環抱膝蓋並維持10秒鐘再鬆開。以上動作重複10次。

## 3 坐在椅子上，上半身轉體運動

1 坐在椅子上，雙腳併攏，把上半身轉向後方，讓雙手抓住椅背，向後轉體直到看向正後方。

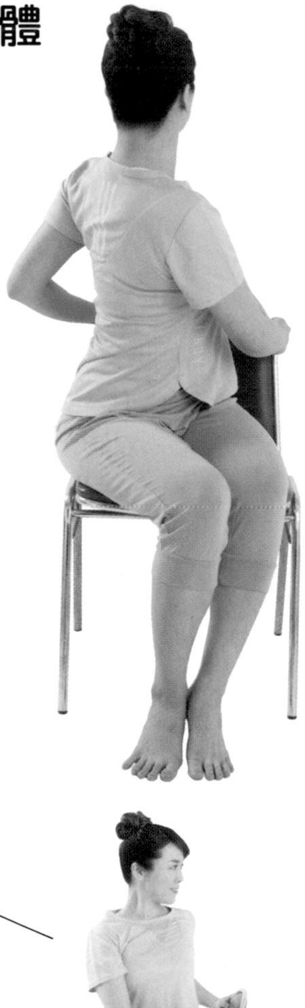

向後轉體直到看向正後方

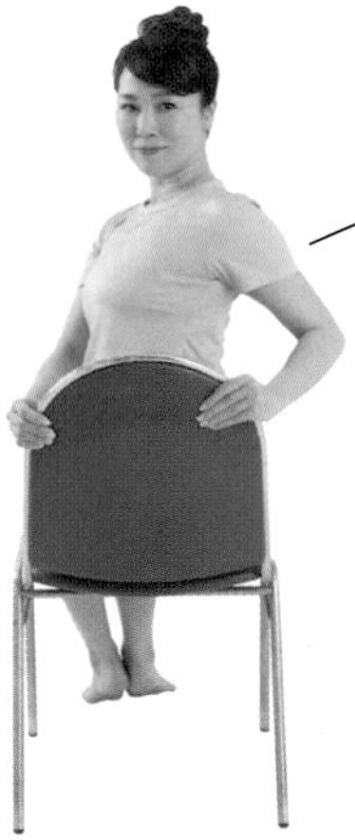

正後方模樣

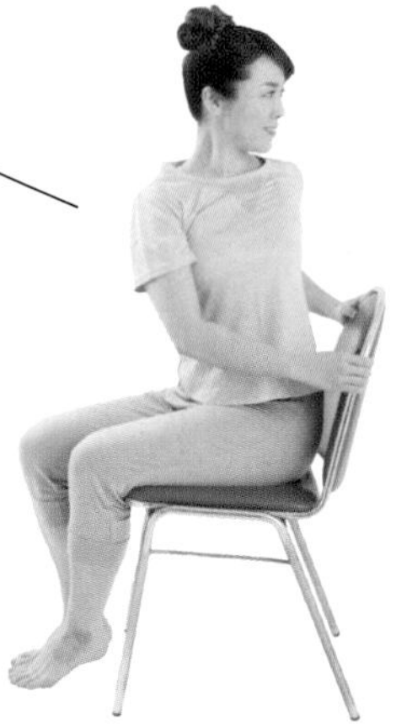

側面模樣

## 左右交換 20次

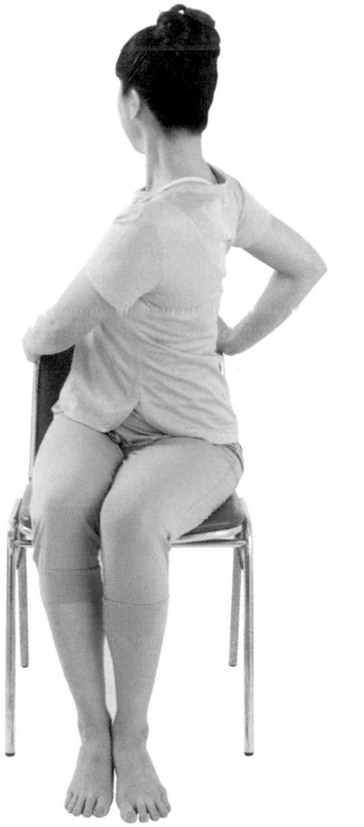

2 接著與1同樣地，換另邊向後扭轉上半身，雙手抓著椅背，向後轉體直到看向正後方。左右交換，各重複10次。

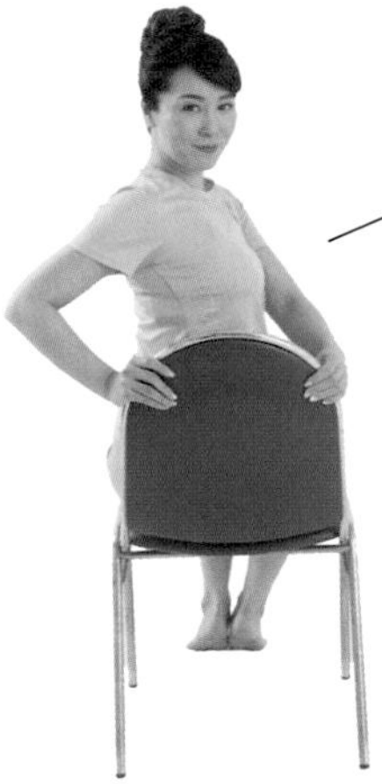

向後轉體直到看向正後方

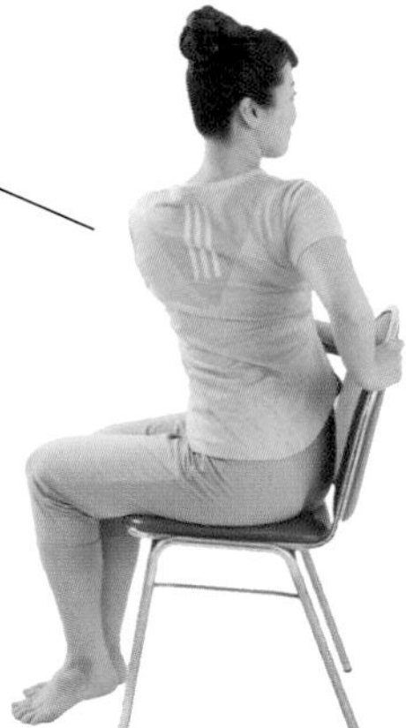

正後方模樣

側面模樣

# 坐骨神經痛的改善運動

坐骨神經痛需視疼痛或麻木部位，搭配不同的運動（如伸展或重訓），不過此處的動作適用所有坐骨神經痛的人。

**四動作改善坐骨神經痛！**

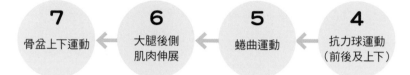

4 抗力球運動（前後及上下） → 5 蜷曲運動 → 6 大腿後側肌肉伸展 → 7 骨盆上下運動

## 4 抗力球運動（前後及上下）

矯正髖關節錯位運動

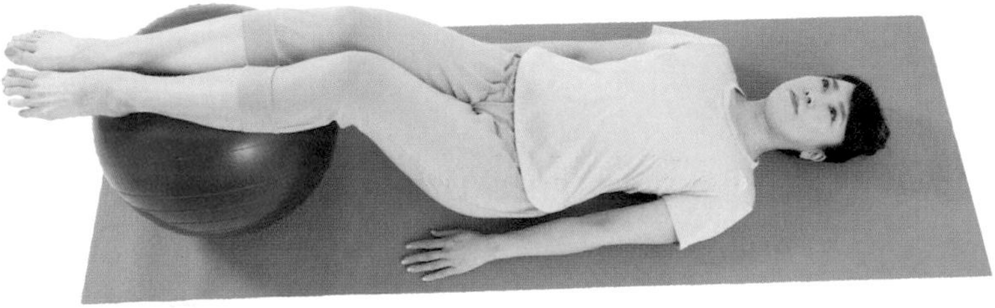

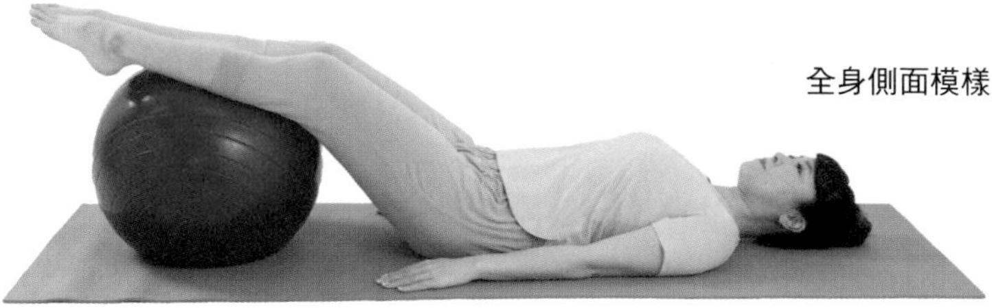

全身側面模樣

1 雙腳併攏，平放在抗力球上。

## 5分鐘以上

**2** 從1的動作，把雙腳同時向胸前彎曲或往後打直，並緩慢重複上述1、2的動作，持續5分鐘以上。

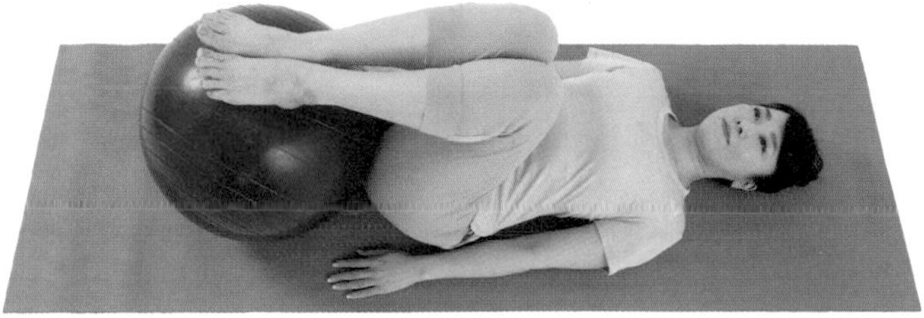

雙腳向胸前彎曲

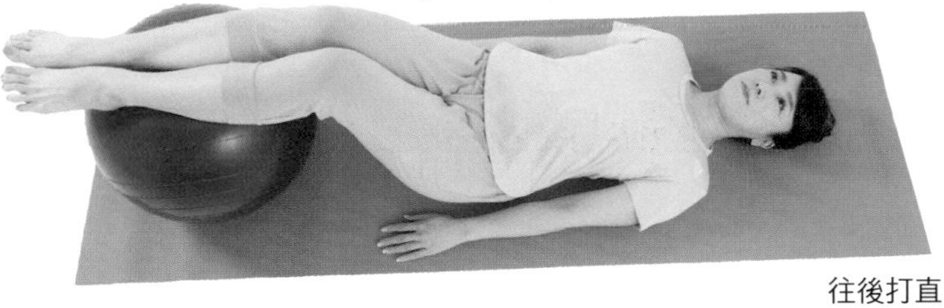

往後打直

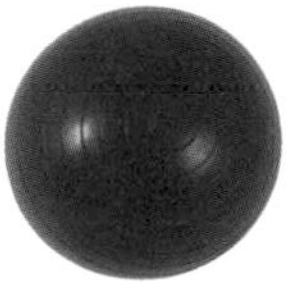

抗力球可以在健身用品店或網路商店購買，市面上有時也會以健身球、瑜珈球等名稱販售。建議根據身高挑選尺寸，照片為直徑55公分。

全身側面模樣

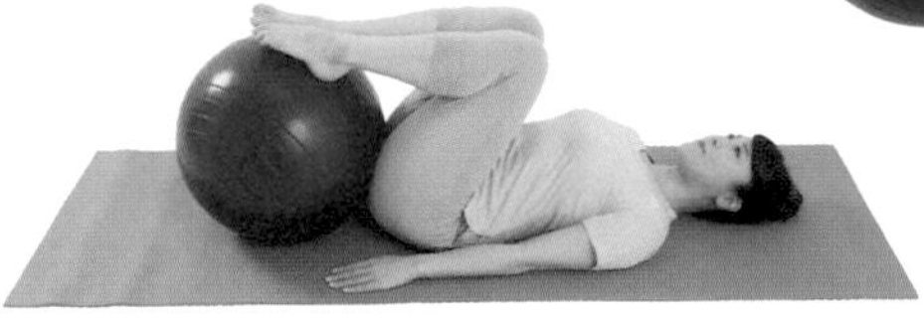

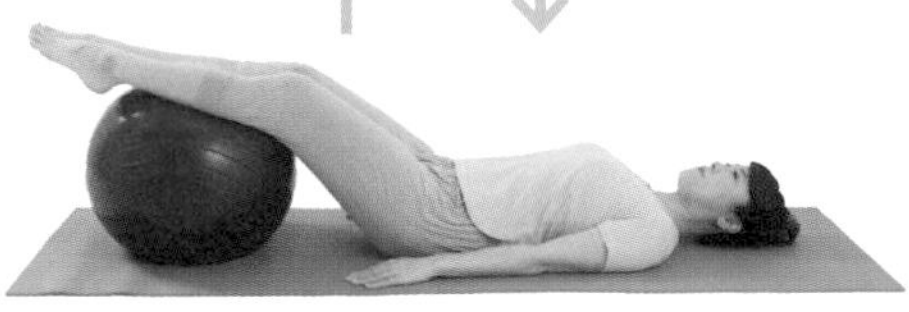

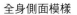

| 身高範圍 | 球直徑 |
|---|---|
| 140～150cm | 45cm |
| 150～165cm | 55cm |
| 165～185cm | 65cm |
| 185cm以上 | 75cm |

## 4 抗力球運動(上下)

鍛鍊核心及臀部肌力，讓骨盆保持在正確位置。

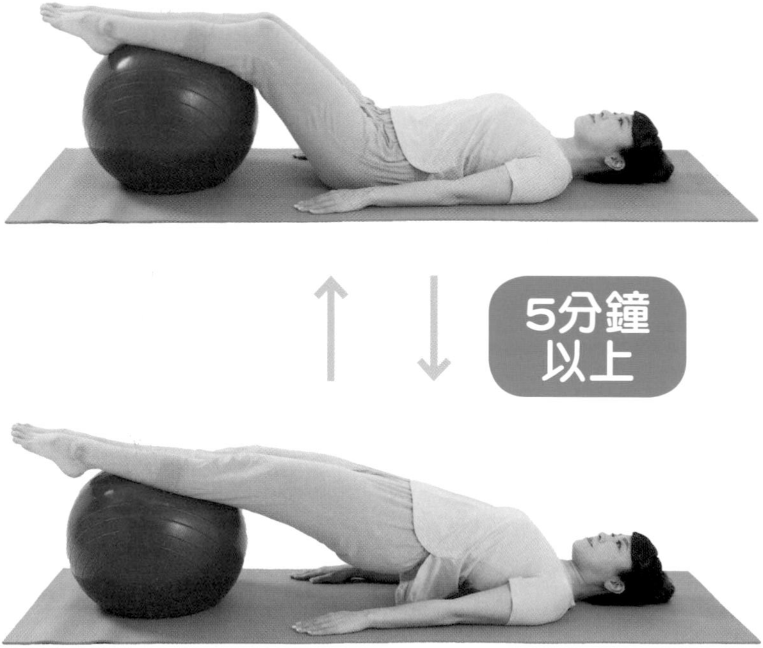


與110～111頁的前後運動同樣，雙腳併攏平放在抗力球上，抬起臀部做上下運動，並重複5分鐘以上。

## 5 蜷曲運動

**每次維持10秒，重複10次**

1 仰臥在地板上，雙手抱膝貼近胸口。

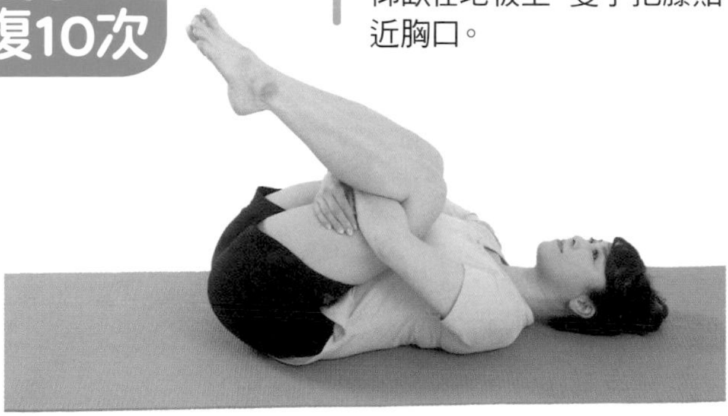

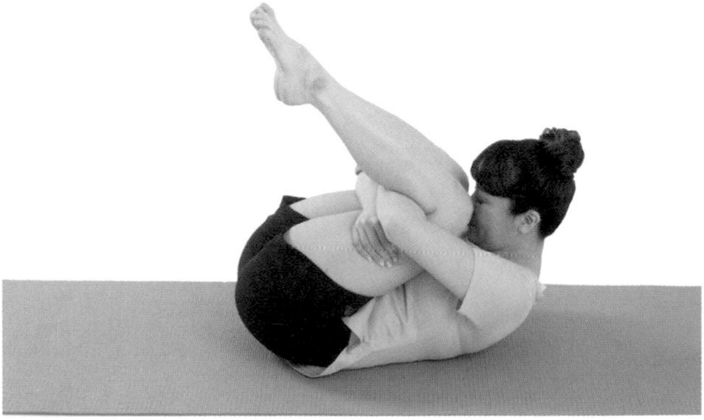

2 保持1的動作，接著拱背蜷曲，讓膝蓋貼緊額頭並維持10秒鐘後再鬆開。以上動作重複10次。

量力而為

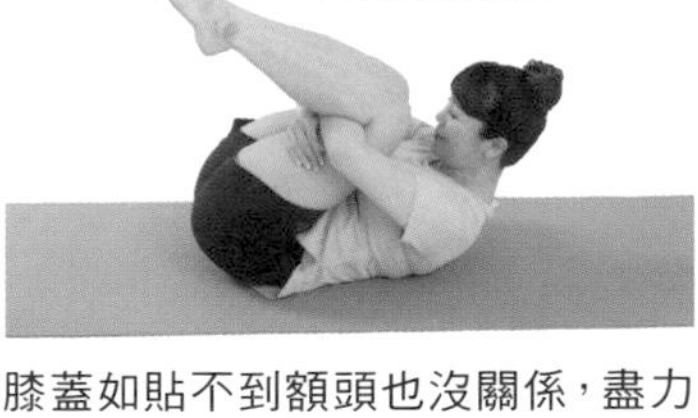

膝蓋如貼不到額頭也沒關係，盡力即可。

## 6 大腿後側肌肉伸展

伸展大腿後側肌肉（Hamstring）。

**每次維持10秒，重複10次**

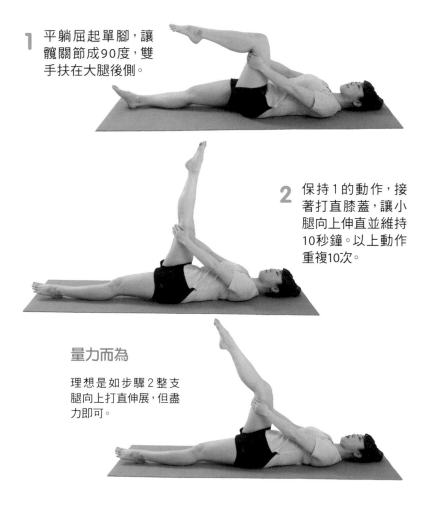

1 平躺屈起單腳，讓髖關節成90度，雙手扶在大腿後側。

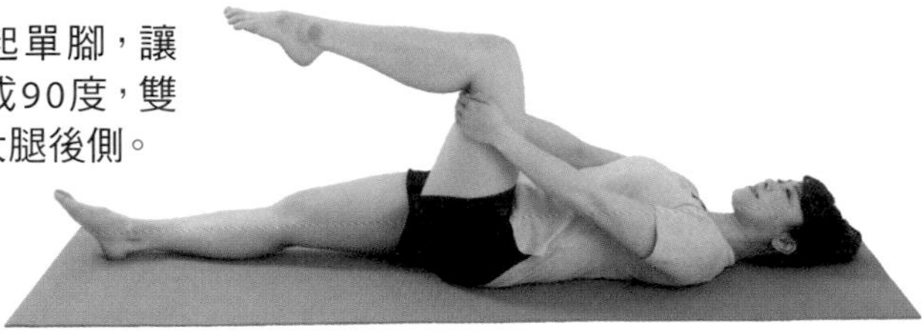

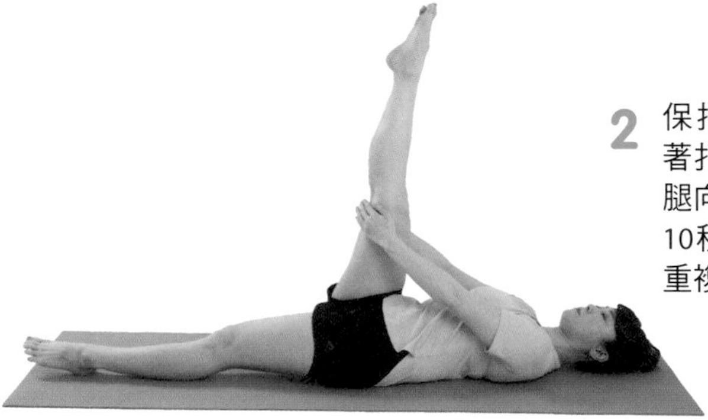

2 保持1的動作，接著打直膝蓋，讓小腿向上伸直並維持10秒鐘。以上動作重複10次。

### 量力而為

理想是如步驟2整支腿向上打直伸展，但盡力即可。

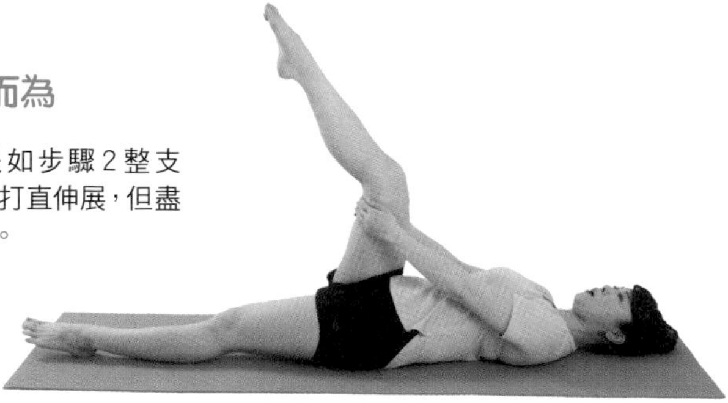

# 7 骨盆上下運動

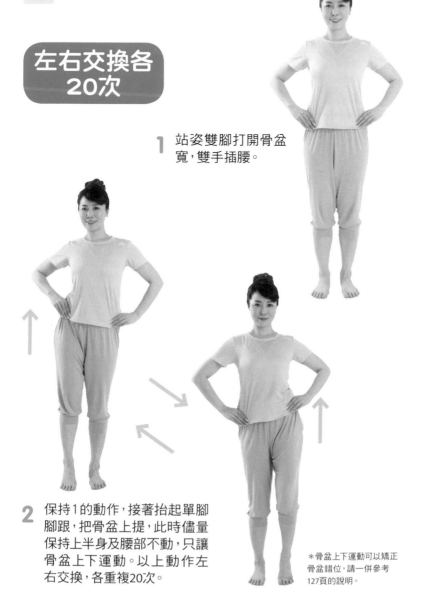

**左右交換各20次**

1 站姿雙腳打開骨盆寬，雙手插腰。

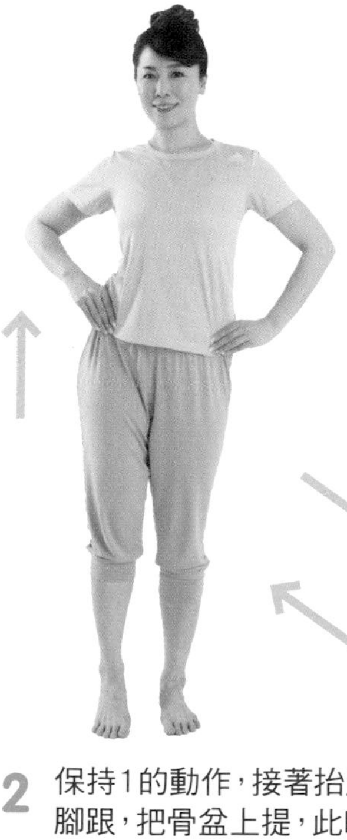

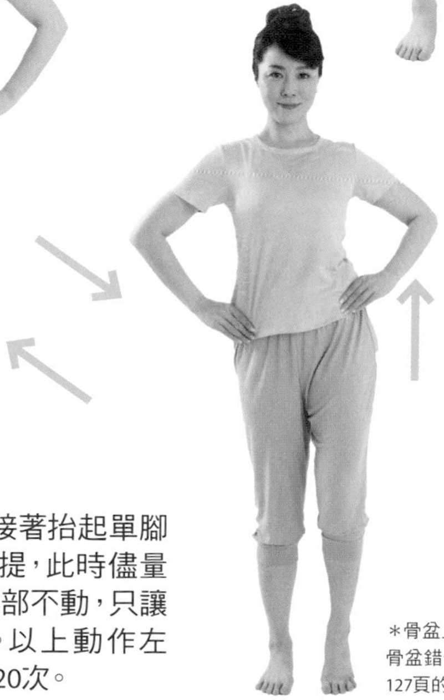

2 保持1的動作，接著抬起單腳腳跟，把骨盆上提，此時儘量保持上半身及腰部不動，只讓骨盆上下運動。以上動作左右交換，各重複20次。

＊骨盆上下運動可以矯正骨盆錯位，請一併參考127頁的說明。

# 梨狀肌症候群的改善運動

梨狀肌屬於髖關節外展肌群（讓髖關節向外側旋轉的肌肉）。使梨狀肌向內側旋轉（內轉），藉此可達到伸展。

**改善梨狀肌症候群的動作！**

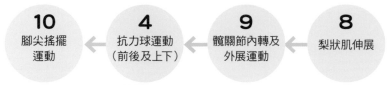

10 腳尖搖擺運動 ← 4 抗力球運動（前後及上下） ← 9 髖關節內轉及外展運動 ← 8 梨狀肌伸展

110～112頁

## 8 梨狀肌伸展

1 坐在地板上，雙腳微張並屈起，雙手撐在臀部後側。

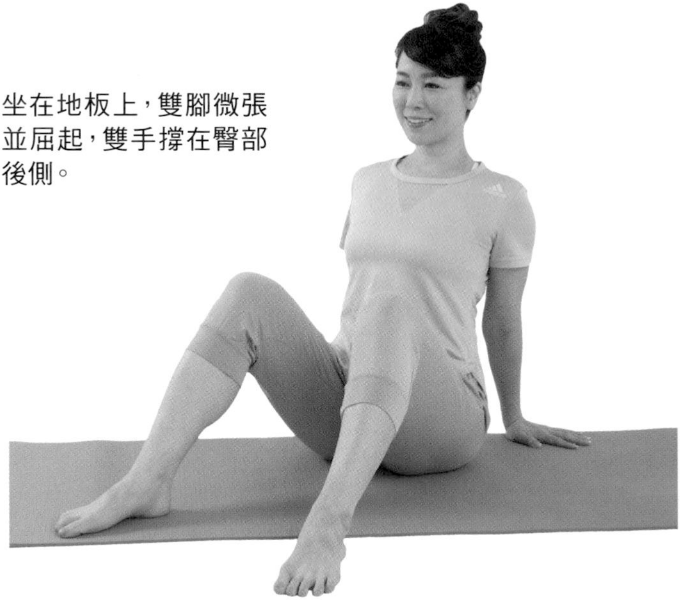

**每次維持10秒，重複10次**

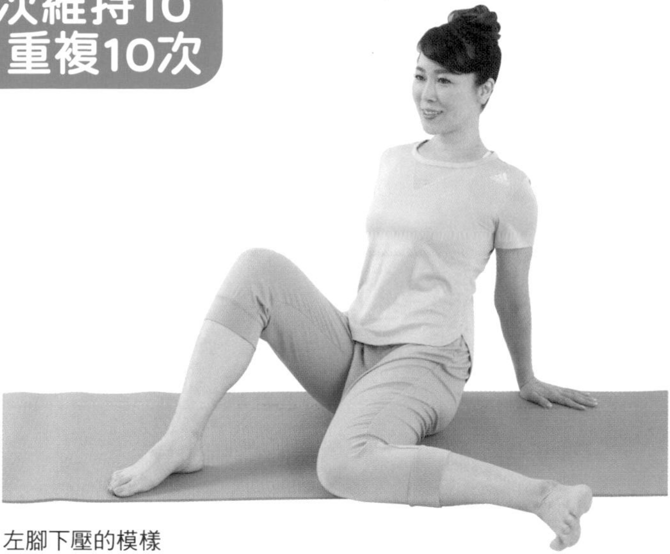

左腳下壓的模樣

**2** 維持1的動作，把感覺疼痛或麻木的腳往內側下壓並維持動作10秒鐘再回復姿勢，以上重複10次。

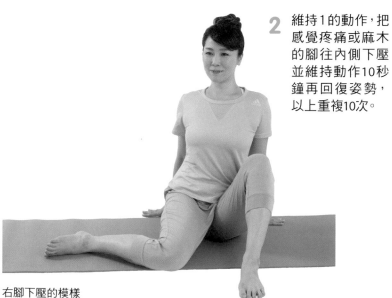

右腳下壓的模樣

## 9 髖關節內轉及外展運動

伸展大腿後側肌肉(Hamstring)。

1 坐在椅子上,把網球放在感覺疼痛或麻木的梨狀肌部位(參考第28頁)。

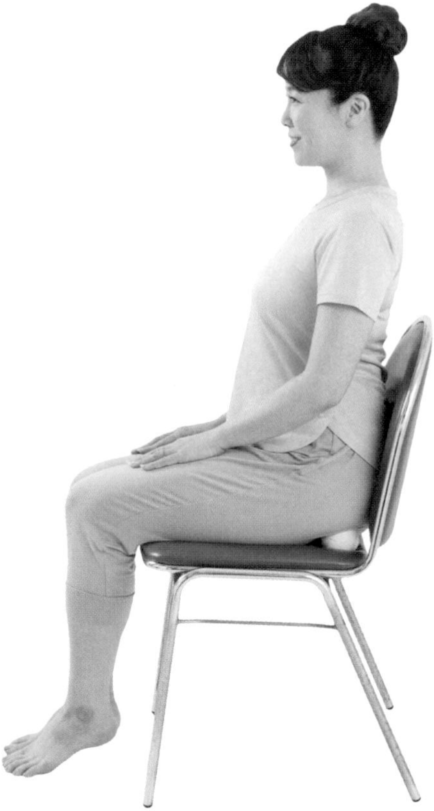

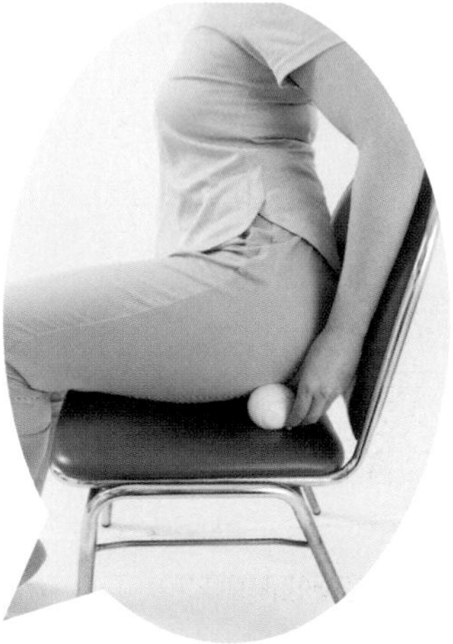

建議使用硬式網球

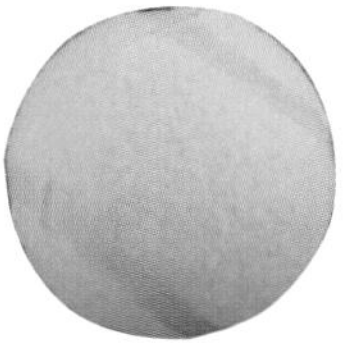

使用硬式網球。可在運動用品店、便利商店或網路購買。

**每次維持10秒，來回10次**

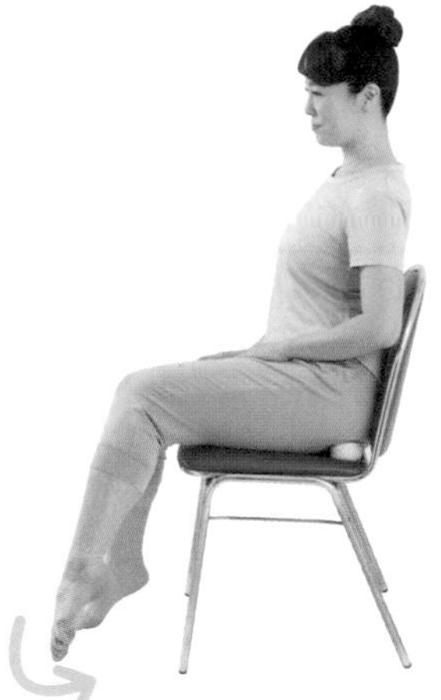

內轉的側面模樣

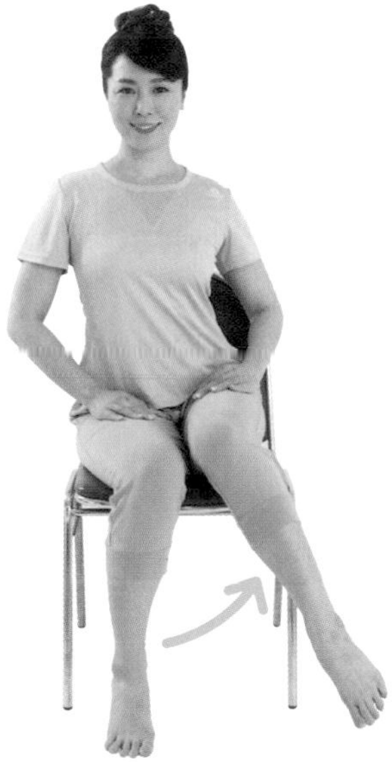

內轉的正面模樣

**2** 維持1的動作，把坐在網球上的那一腳內轉（大腿往外側扭轉）並維持10秒，接著把腳向外展（大腿往內側扭轉）並每次維持10秒，以上動作來回重複10次。

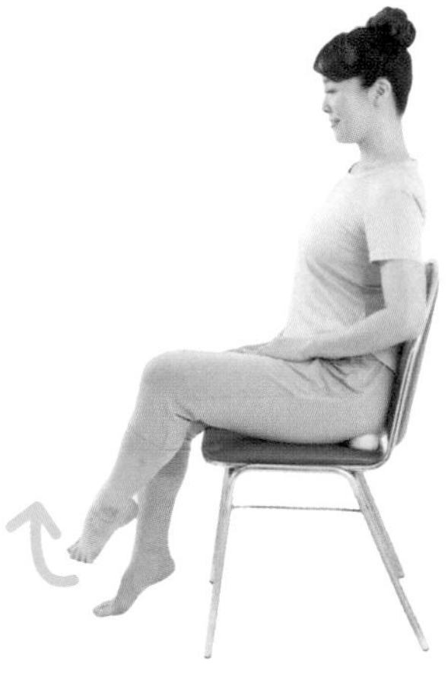

外轉的側面模樣

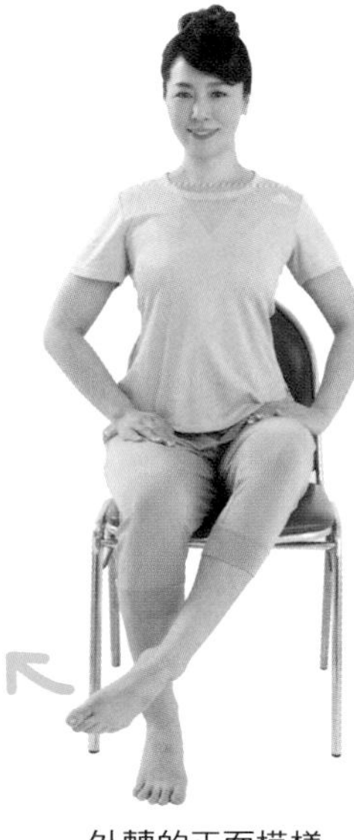

外轉的正面模樣

＊內轉時，腳向外擺；外轉時，腳向內擺，如此做法即正確。以大腿為軸心，向外旋轉稱「外轉」，向內旋轉稱「內轉」。

# 12 髖關節的外展運動

利用臀部外側肌肉（臀中肌）的力量，進行髖關節外展運動（把腳從身體中心向外側擺動）。

**建議做10次**

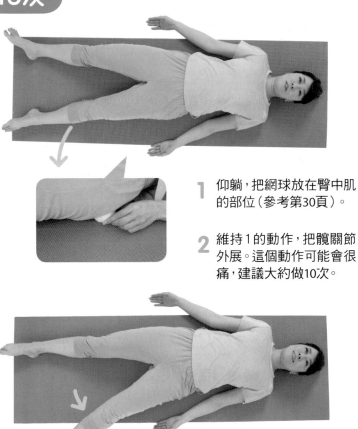

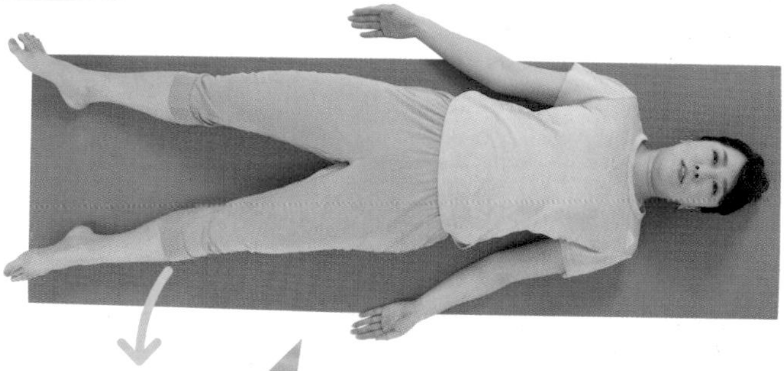

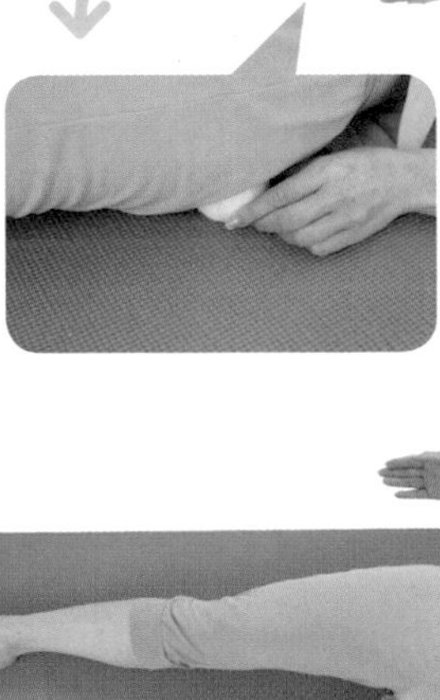

1 仰躺，把網球放在臀中肌的部位（參考第30頁）。

2 維持1的動作，把髖關節外展。這個動作可能會很痛，建議大約做10次。

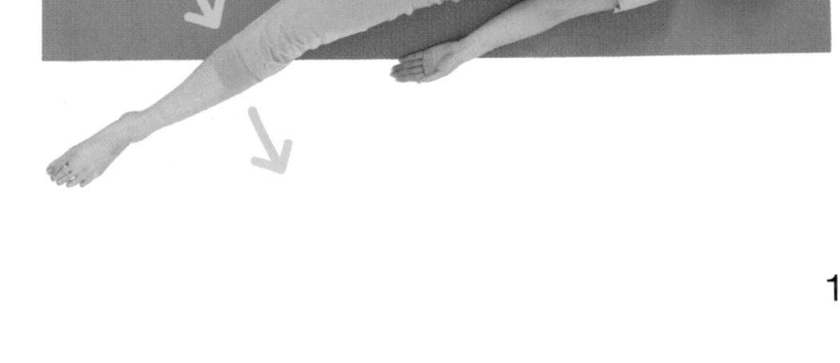

## 13 臀中肌滾球按摩

**滾球按摩**
**5分鐘**

1 側身橫躺，讓感覺疼痛或麻木的部分保持在上方，接著手持網球抵在臀中肌處（參考第30頁）。

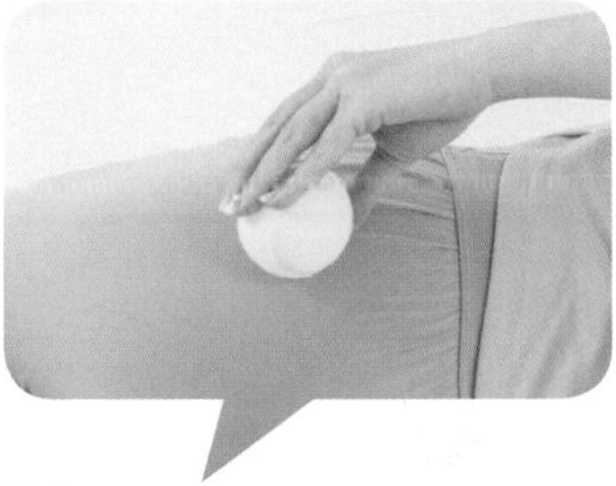

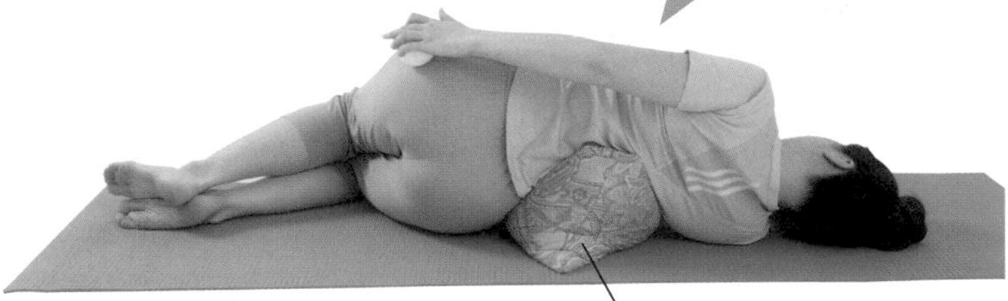

腰部下方墊一顆枕頭，讓周圍背肌也一同伸展。

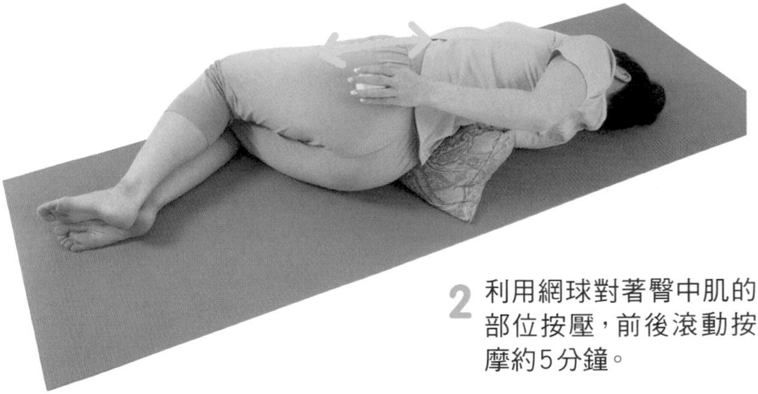

2 利用網球對著臀中肌的部位按壓，前後滾動按摩約5分鐘。

# 臀上皮神經損傷的改善運動

臀上皮神經損傷的病人大多會出現左右骨盆（髂骨前上棘的高度）錯位，所以需要做運動來矯正。闊背肌伸展可調整骨盆左右（髂骨前上棘）的錯位；抗力球的前後運動有助於調整骨盆（髖骨）錯位，上下運動則可增強臀部周圍的肌力，改善姿勢。

**三動作改善臀上皮神經損傷！**

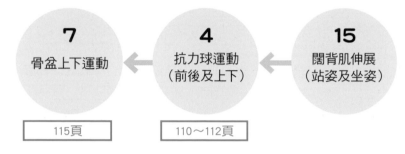

**7** 骨盆上下運動 ← **4** 抗力球運動（前後及上下） ← **15** 闊背肌伸展（站姿及坐姿）

115頁

110～112頁

## 15 闊背肌伸展（站姿）

**左右各維持10秒**

1 雙腳併攏站立，左手扣右手腕拉伸，帶動上半身向左側彎伸展，達個人極限後回正，維持動作10秒鐘。

2 與1同樣，改用右手扣左手腕拉伸，帶動上半身向右側彎伸展，達個人極限後，維持動作10秒鐘。

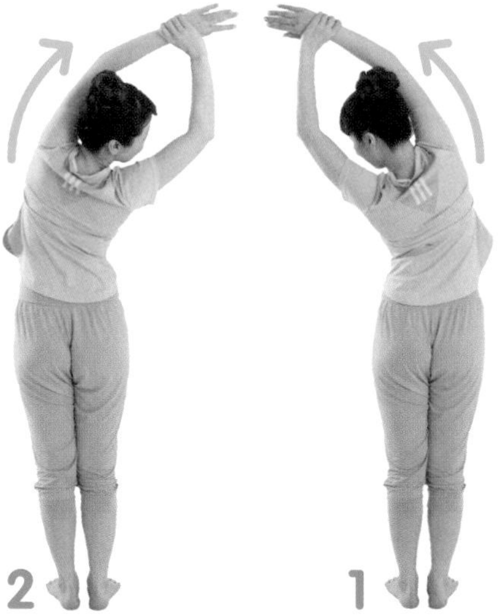

## 15 闊背肌伸展(坐姿)

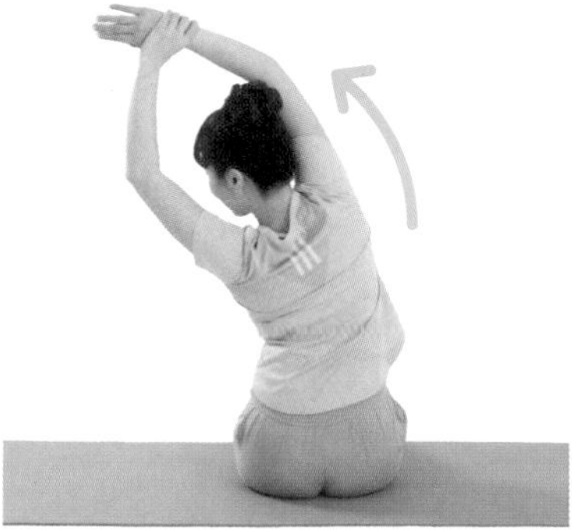

1 坐在地板上，兩腳向前伸直，左手扣右手腕拉伸，帶動上半身向左側彎伸展，達個人極限後回正，維持動作10秒鐘。

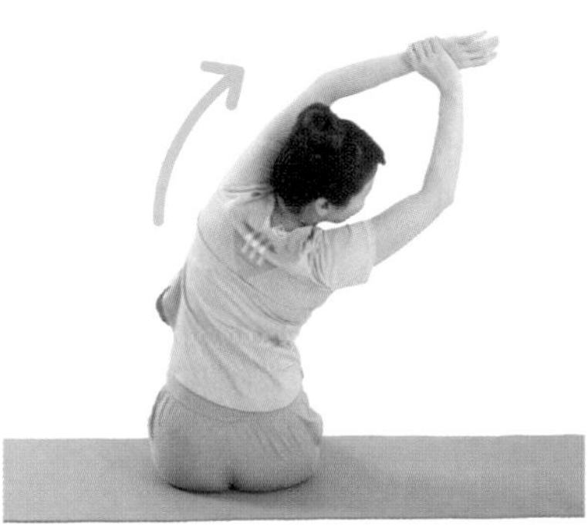

2 與1同樣，改用右手扣左手腕拉伸，帶動上半身向右側彎伸展，達個人極限後回正，維持動作10秒鐘。

**左右各維持10秒**

### 何謂骨盆(髂骨前上棘)錯位?

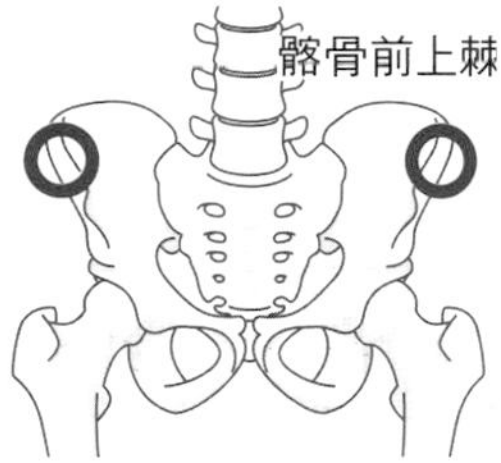


骨盆錯位的例子

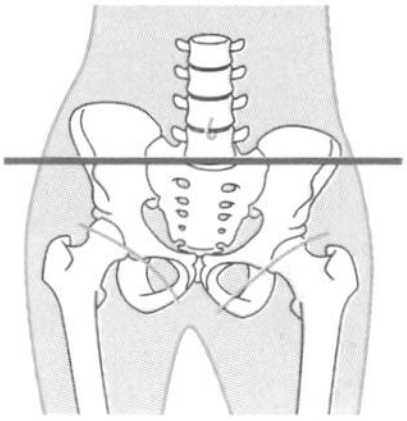

因姿勢不正，導致右側骨盆較高

骨盆錯位十分常見

兩腳明顯長短腳

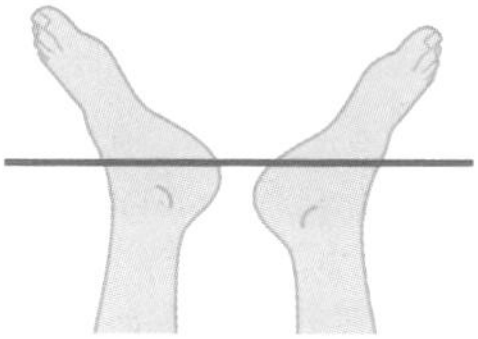

右腳較短

## 內張

**每次維持10秒，重複10次**

維持起始動作，用手輔助將疼痛側的髖關節轉向內側（使其內張），並把意識放在骨盆，儘量不要讓其離開地面。

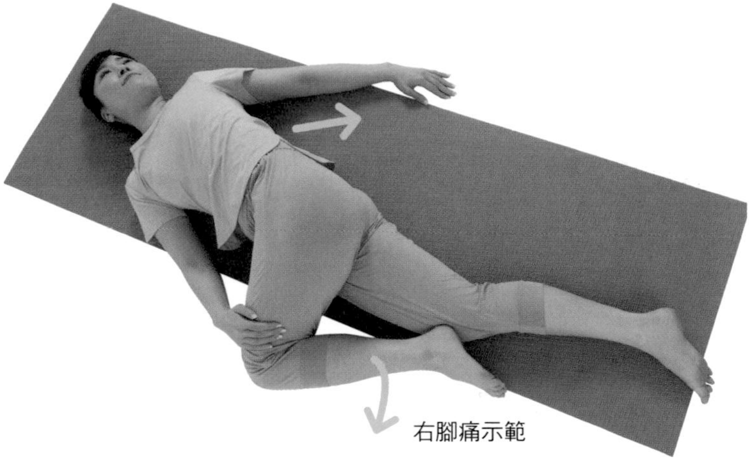

右腳痛示範

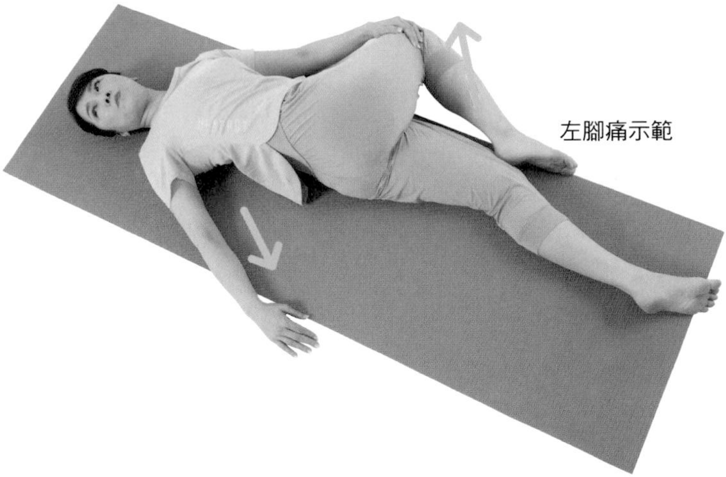

左腳痛示範

# 背部肌肉僵硬的改善運動

背骨（脊椎）周圍肌肉（脊椎旁肌群）的緊繃，是導致腰痛或坐骨神經痛的原因之一。背部肌肉持續緊繃，嚴重至僵硬時，可能會引起二次痛（譯注：second pain，疼痛持續時間較長，可能伴隨情緒變化或自律神經反射）。本節將介紹相關部位的舒緩運動。

**四動作放鬆緊繃的背部肌肉！**

15 闊背肌伸展（站姿及坐姿） 126～127頁
→ 4 抗力球運動（前後及上下） 110～112頁
→ 17 雙膝側倒
→ 18 上半身向後轉體

## 17 雙膝側倒

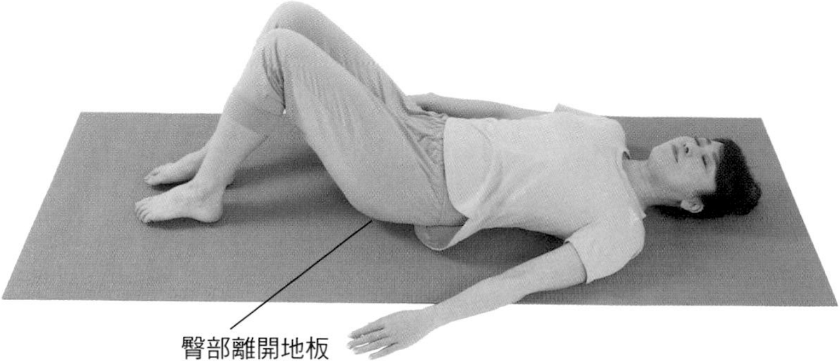


1 仰躺在地板上，撐起膝蓋，使臀部稍微離開地面。

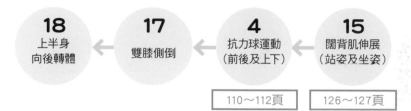

**左右各維持10秒，共20次**

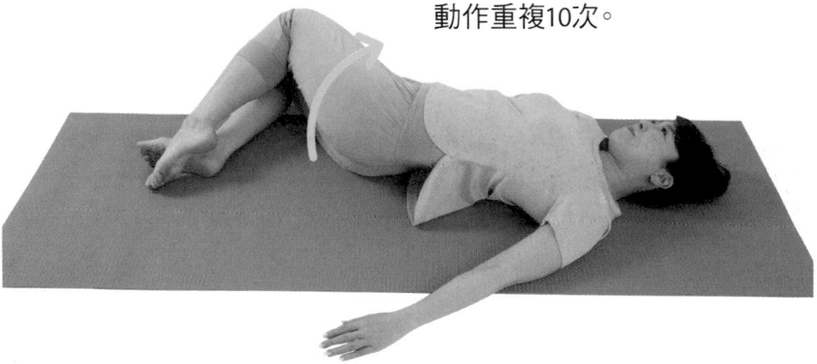

2 維持1的動作，將雙膝同時倒向右側地板並維持10秒鐘。以上動作重複10次。

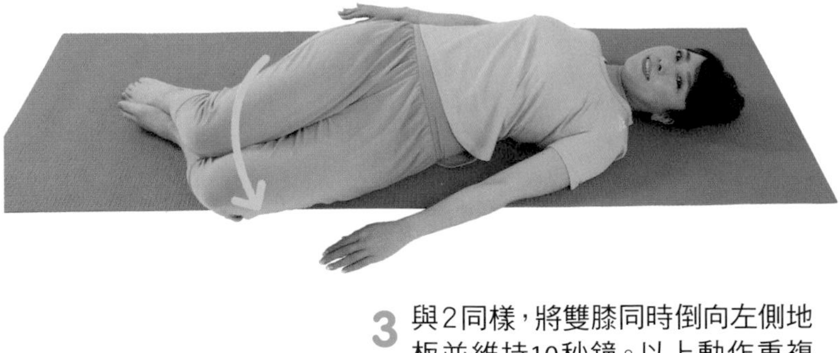

3 與2同樣，將雙膝同時倒向左側地板並維持10秒鐘。以上動作重複10次。

# 18 上半身向後轉體

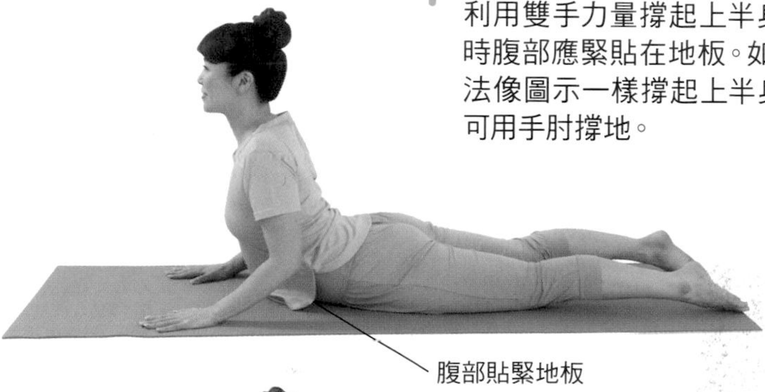


1 趴臥，在不覺疼痛的範圍內，利用雙手力量撐起上半身，此時腹部應緊貼在地板。如果無法像圖示一樣撐起上半身，亦可用手肘撐地。

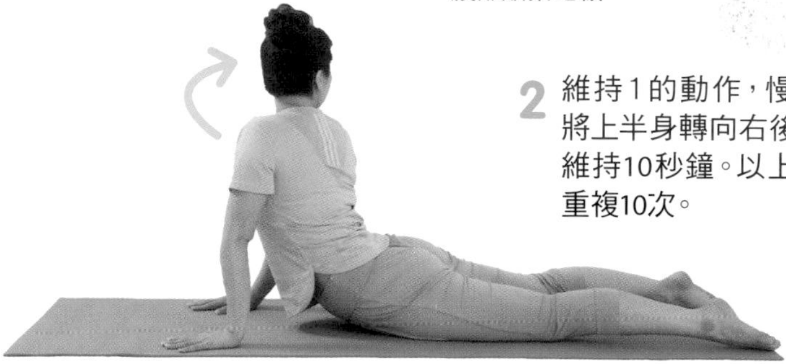

2 維持1的動作，慢慢地將上半身轉向右後方並維持10秒鐘。以上動作重複10次。

左右各維持10秒，共20次

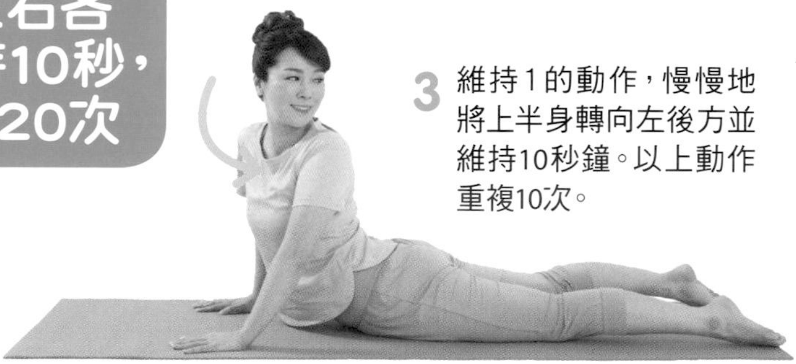

3 維持1的動作，慢慢地將上半身轉向左後方並維持10秒鐘。以上動作重複10次。

# 小腿外側疼痛的改善運動

小腿外側疼痛有許多可能原因，其中包括膝關節或踝關節的歪斜或僵硬。以下介紹相關問題的改善運動。

**四動作改善小腿外側疼痛！**

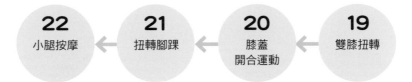

19 雙膝扭轉 → 20 膝蓋開合運動 → 21 扭轉腳踝 → 22 小腿按摩

## 19 雙膝扭轉

1 站姿雙膝併攏，雙手輕放在膝蓋上，膝蓋微彎。

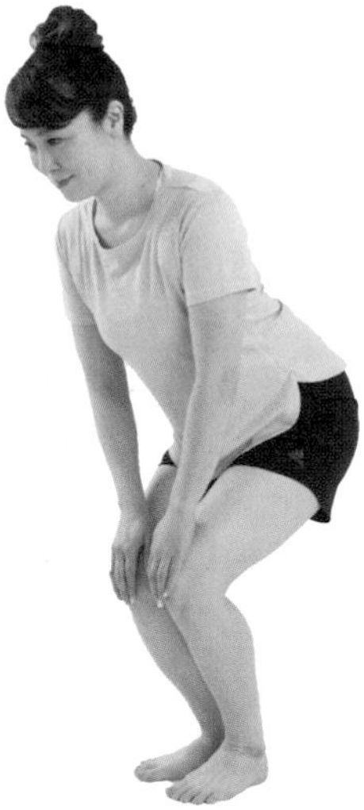

2 維持1的動作，膝蓋併攏同時繞圈扭轉，左右各10次。

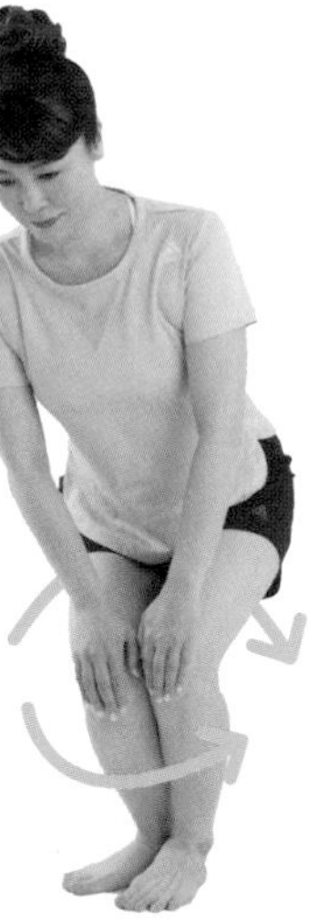

**左右各10次**

## 20 膝蓋開合運動

**打開膝蓋**
**並維持10秒，**
**重複10次**

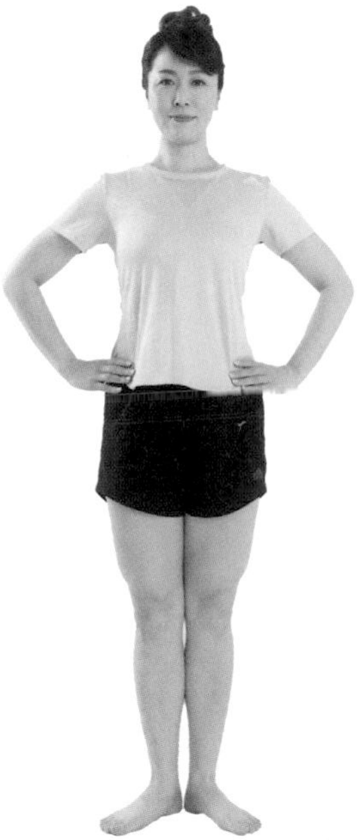

1 膝蓋併攏站立，雙手可如圖示插腰，或可垂放在兩側，依個人情況擺放。

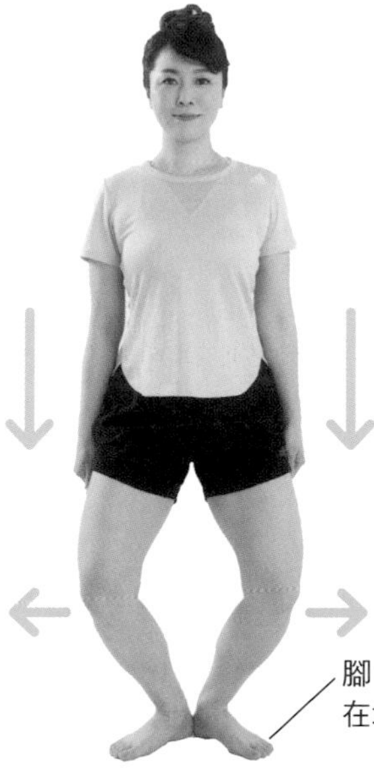


2 維持1的動作，屈膝使膝蓋向外打開並維持10秒鐘。此時，留意腳跟必須緊貼在地板上。
以上動作重複10次。

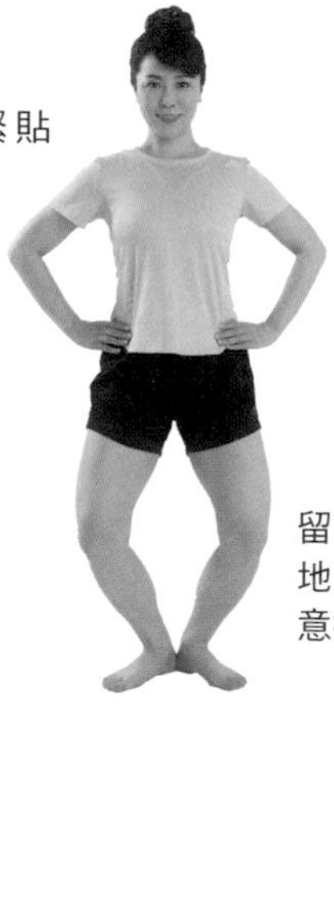
手自然擺放
留意腳跟不離開
地面，雙手可隨
意擺放。

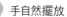

## 21 扭轉腳踝

左右
各10次

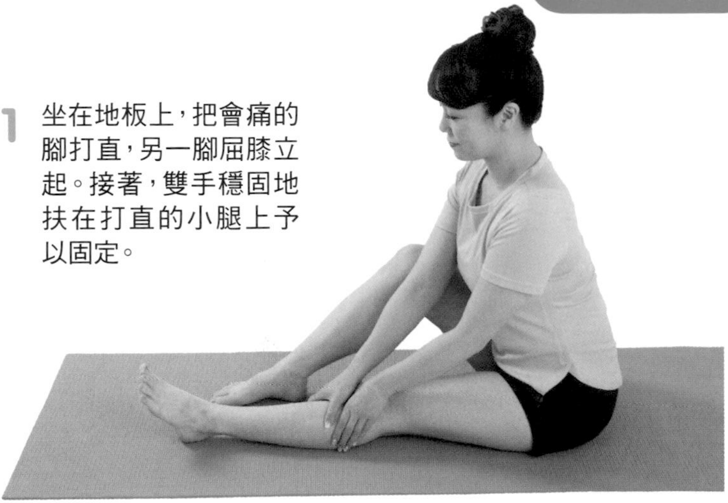

1 坐在地板上，把會痛的腳打直，另一腳屈膝立起。接著，雙手穩固地扶在打直的小腿上予以固定。

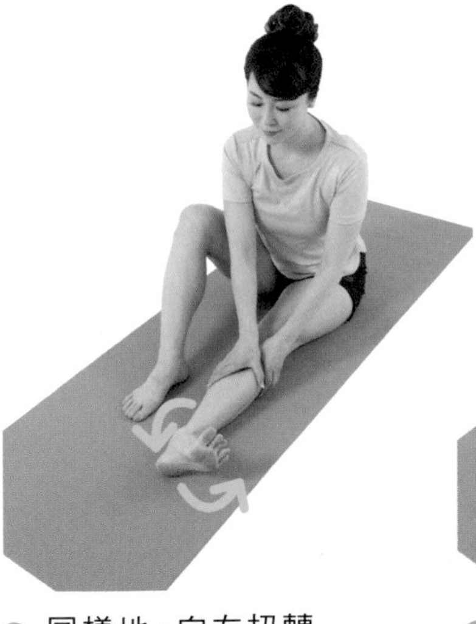

3 同樣地，向左扭轉10次。

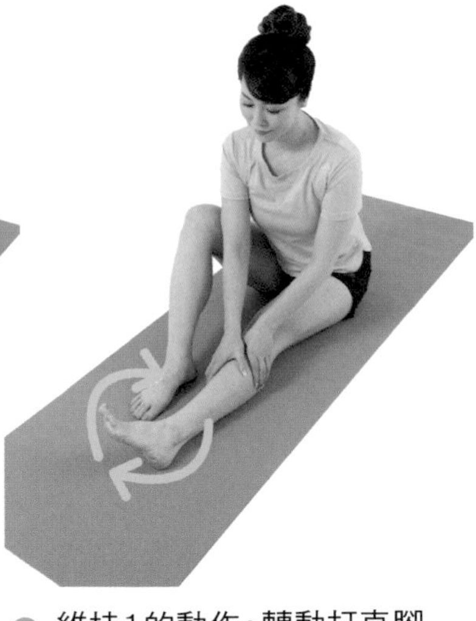

2 維持1的動作，轉動打直腳的腳踝，向右扭轉10次。

## 22 小腿按摩

**20～30次**

1 坐在地板上，如圖示把會痛的腳屈膝立起，踩在適當高度的平台上，接著以網球抵在小腿外側。

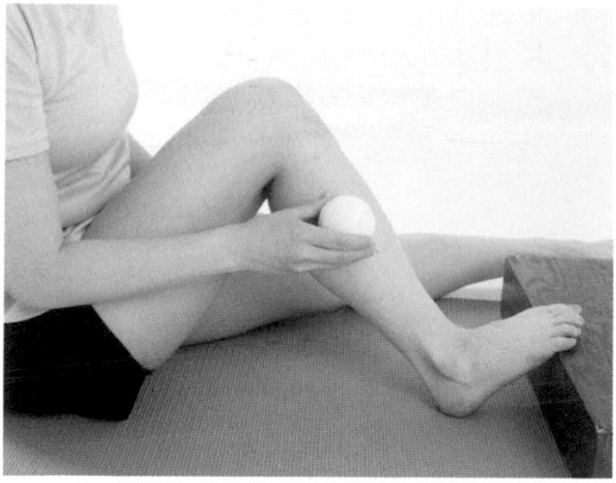

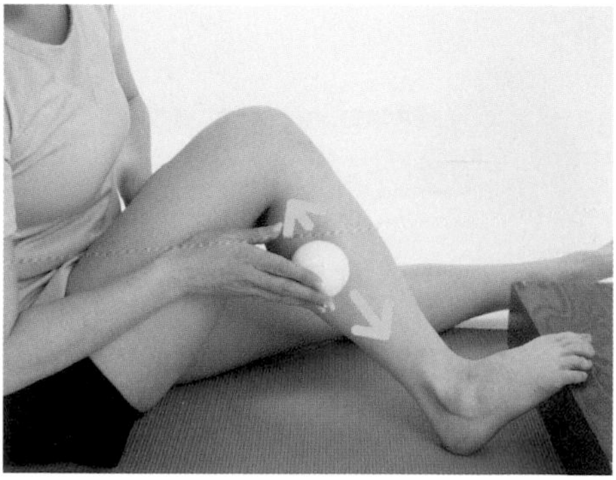

2 維持1的動作，用手上下滾動網球，重複20～30次。

**注意**

腓骨（小腿骨與膝關節相接的部位）周圍會壓迫到神經，應避開此處。

# 改善跗骨隧道症候群疼痛運動

**兩動作改善跗骨隧道症候群！**

**24** 踩足底按摩板 ← **23** 腳板毛巾阻力訓練（彈力帶阻力訓練）

## 23 腳板毛巾阻力訓練

跗骨隧道症候群（參考第52頁）會造成腳底疼痛，是一種踝關節內側的疾病。由於是踝關節「外翻」的動作引發疼痛，因此利用腳板的毛巾阻力訓練（彈力帶阻力訓練），來強化「內翻」的動作。

**和緩重複20次**

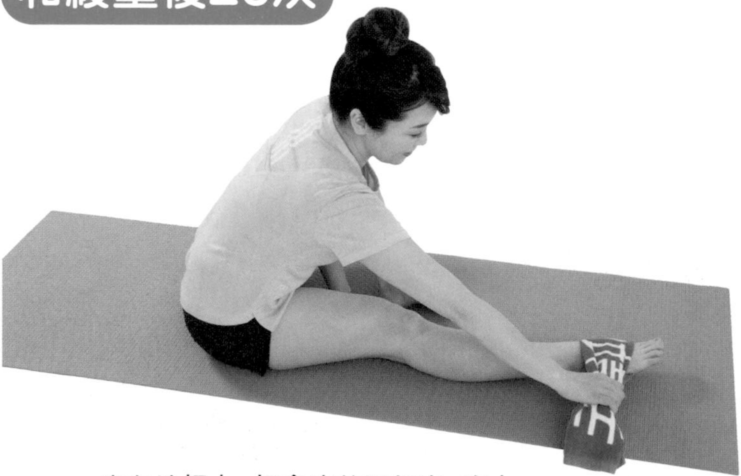

1 坐在地板上，把會痛的腳打直，套上毛巾，藉以增加該腳動作的阻力。

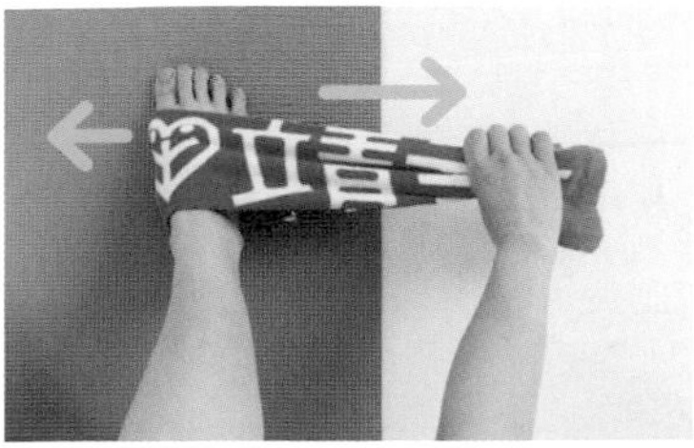

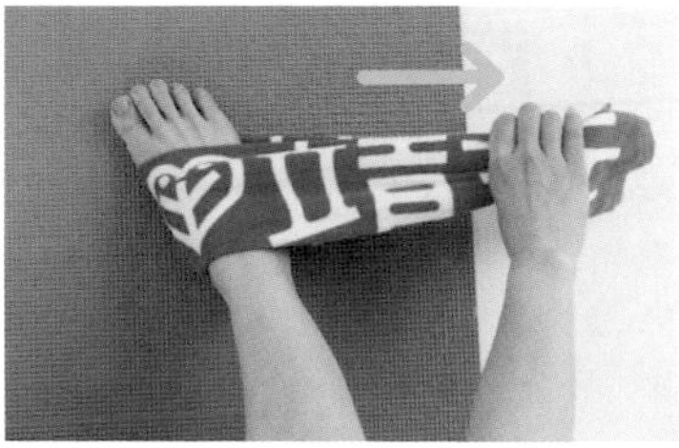

2 單手拉毛巾，同時套著毛巾的腳板出力向內側擺動。此時，手與腳板之間會形成一道相抗衡的阻力。以上動作和緩地重複20次。

## 23 彈力帶阻力訓練

**和緩重複20次**

利用「彈力帶」這類以橡膠製成的運動用品，更能有效增加阻力。彈力帶可在購物網站等處購得。

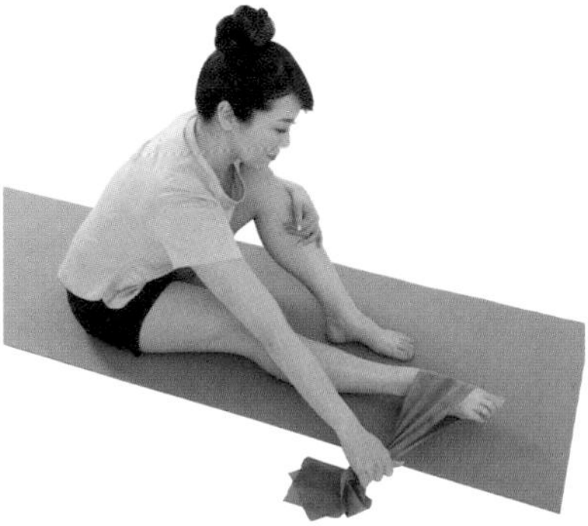

1 坐在地板上，把會痛的腳打直，套上彈力帶，藉以增加該腳動作的阻力。

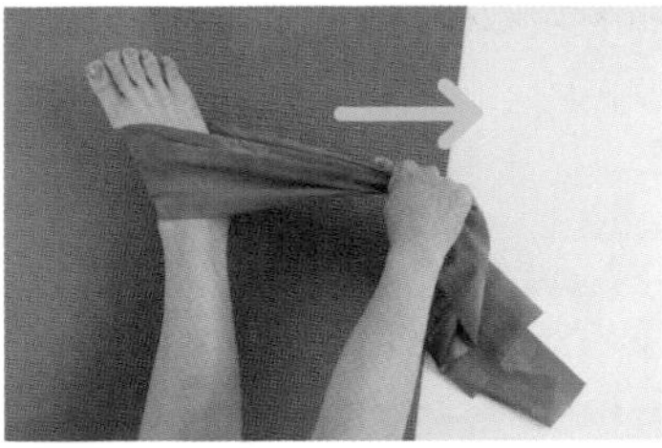

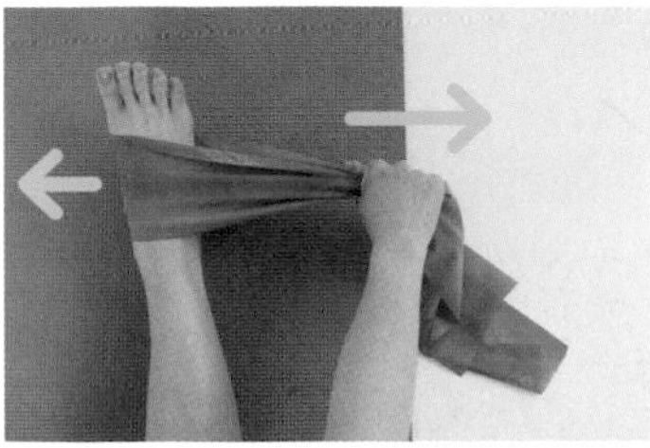

2 單手拉彈力帶，同時套著彈力帶的腳板用力向內側擺動。此時，手與腳板之間會形成一道相抗衡的阻力。以上動作和緩地重複20次。

## 關於緩解肌肉僵硬的必要性

肌肉僵硬是引發梨狀肌症候群、臀中肌損傷、臀上皮神經損傷、臀中皮神經損傷、腓神經損傷等疾病的主要原因之一。肌肉僵硬時，可能會壓迫、破壞周圍的神經，引起疼痛或麻木等症狀。

許多病人透過運動來維持肌力，不過僵硬的肌肉，必須藉由伸展才能放鬆。即使是競走等較為輕緩的運動，結束後，肌肉也免不了會變得硬梆梆。據說就連頂尖的運動員，訓練後也一定不忘充分伸展，可見伸展的重要性。肌肉的柔軟度會隨年齡而降低，所以有一定歲數的人，建議透過伸展來柔軟肌肉。

# 藉由伸展，舒緩疼痛或麻木情況

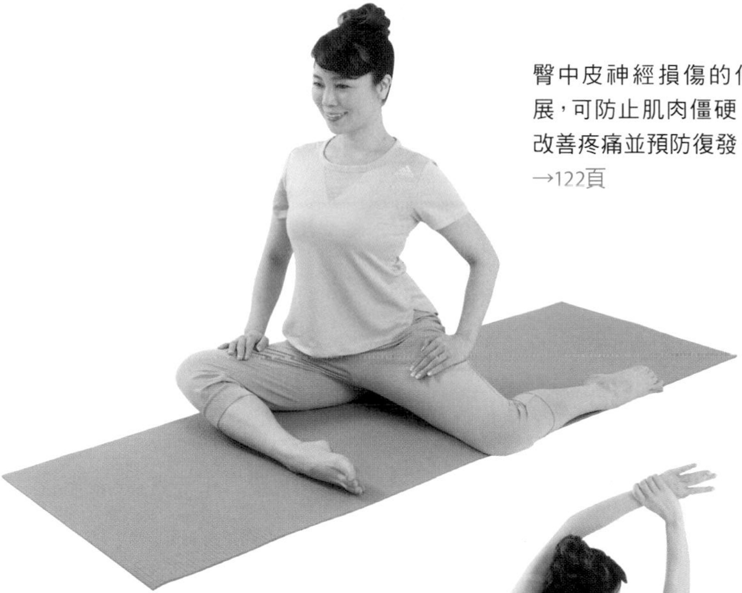

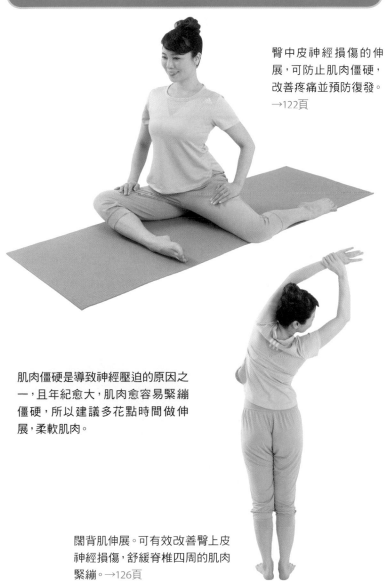

臀中皮神經損傷的伸展，可防止肌肉僵硬，改善疼痛並預防復發。→122頁

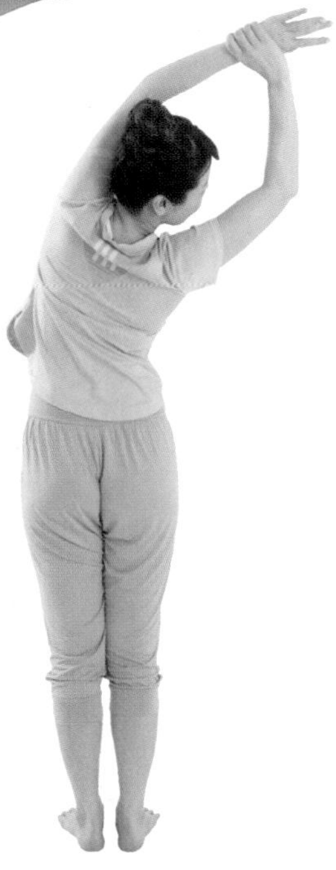

肌肉僵硬是導致神經壓迫的原因之一，且年紀愈大，肌肉愈容易緊繃僵硬，所以建議多花點時間做伸展，柔軟肌肉。

闊背肌伸展。可有效改善臀上皮神經損傷，舒緩脊椎四周的肌肉緊繃。→126頁

## 長時間不動反而可能導致肌肉無力，使症狀惡化

休養確實可減緩疼痛，然而若少了適度的負荷、出力練習，肌力將會不斷流失。**所以，重點在於即使會有疼痛感，還是盡可能地多活動，以維持肌力。**雖然有部分病人痛到無法走路，但如果能夠走動，建議把「走路」納入運動療法的一環中。

有一些腰椎管狹窄症的病人因走路會痛，所以改騎腳踏車，也時常騎腳踏車代步。人在騎腳踏車時會拱背，所以可減緩疼痛，但如果不幸摔車跌倒，反而有嚴重受傷的危險，因此身為醫師，不太推薦病人騎腳踏車。

詢問病人為何騎腳踏車，經常得到的回覆是：「推著外型像手推購物車的助行器走路會不好意思」，這時我通常會建議不妨把腳踏車當助行器使用，推著腳踏車走，既可舒緩疼痛，也能預防摔倒，安全又安心。

# 運動是避免肌力流失的重要一環

## 走路是最基本的運動

如果能走動，儘量多走路。若想提高運動的功效，建議健走（快走）。健走20分鐘以上，也有助於燃燒脂肪。

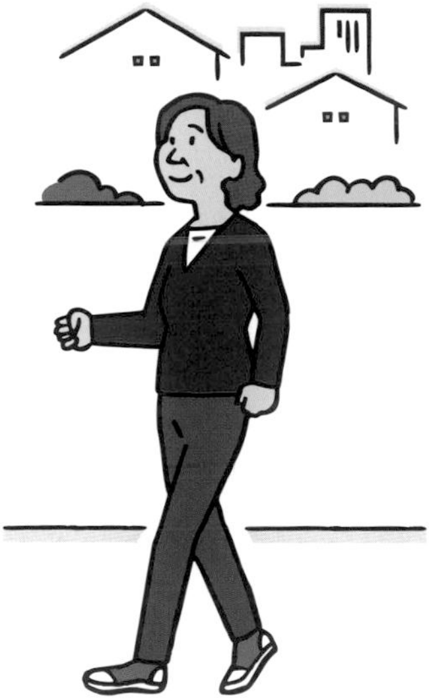

## 建議推腳踏車而非騎乘

脊椎管狹窄症病人騎腳踏車雖然可舒緩疼痛，但如果跌倒，會有受傷的危險。所以如果走路會痛，不妨推著腳踏車走，可擴張椎間距離，緩解疼痛。另外也推薦行走時，可利用手推購物車（銀髮族助步車）輔助。

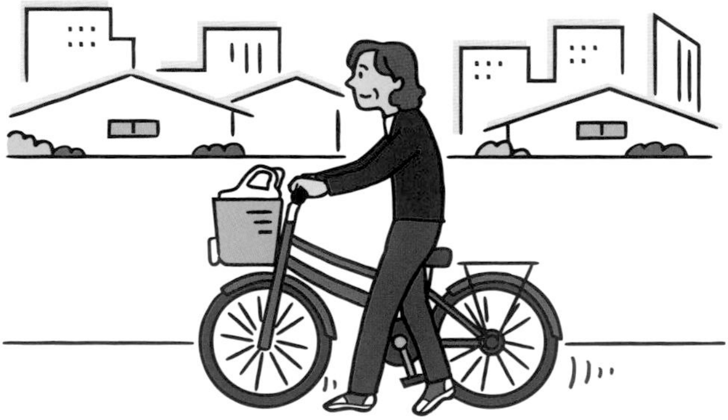

## 注意飲食是否缺乏蛋白質

在飲食的營養均衡中，確實攝取足夠蛋白質非常重要。蛋白質是建構肌肉的關鍵營養素，每天如果沒有補充足夠的蛋白質，肌肉將會逐漸流失。根據日本厚生勞働省（譯注：相當於臺灣勞動部）公布的「二〇一五日本人膳食營養素攝取標準」中定義，每人每日平均最低蛋白質攝取量，成人男性五十克，成人女性四十克。此外，在容許範圍內，建議每日攝取量是成人男性六十克，成人女性五十克。下頁統整了主要食材中的蛋白質含量，不妨多多參考利用。

除了腎臟病患須限制蛋白質攝取以外，我們大多會建議病人多攝取蛋白質，**至於用盡辦法都攝取不到足夠蛋白質的病患，我們會推薦搭配市售蛋白飲。**對於肉吃不多的人來說，這種方法可能更為實用。

# 飲食應攝取足夠蛋白質

## 主要食材中的蛋白質含量

（每100g中的蛋白質含量）

| | 食材 | 蛋白質含量 |
|---|---|---|
| 肉類 | 豬肉（大體型豬種／肩胛肉／瘦肉／生肉） | 20.9g |
| | 牛肉（和牛／肩胛肉／瘦肉／生肉） | 20.2g |
| | 雞肉（成雞／雞胸／帶皮／生肉） | 19.5g |
| 海鮮類 | 鮭魚（鹽漬） | 22.4g |
| | 鮪魚（黃鰭鮪／生肉） | 24.3g |
| | 青花魚（日本鯖／水煮） | 22.6g |
| | 竹筴魚（竹莢魚乾／生肉） | 20.2g |
| 蛋、奶製品 | 蛋（雞蛋／全蛋／生蛋） | 12.2g |
| | 牛奶（普通牛奶） | 3.3g |
| | 優酪乳（全脂無糖） | 3.6g |
| | 起司（康門貝爾） | 19.1g |
| 大豆製品 | 豆腐（木棉豆腐） | 7.0g |
| | 納豆（曳絲納豆） | 16.5g |

＊節錄自女子營養大學校長香川明夫監修《第七版修訂　食品成分表2020》（女子營養大學出版部）

一般認為富含蛋白質的食物100克中所含蛋白質含量，即100克肉類或海鮮，可攝取大約20克左右的蛋白質。如果覺得自己缺乏蛋白質，亦可利用市售的蛋白飲來補充。

## 利用抗力球來強化深層肌力

第4章的運動療法中曾介紹一套使用抗力球（亦稱瑜珈球）的運動。雖然為了運動特地購買道具稍嫌麻煩，但抗力球有助於改善下肢疼痛或麻木，因此建議購買。

**就算只是坐在抗力球上也有效。**坐在抗力球上，可啟動深層肌肉，協助身體保持穩定平衡，因此有助於強化深層肌肉的肌力。此外，據悉使用抗力球的運動也有助於改善薦髂關節功能。

在習慣抗力球之前，光是坐在球上，便可能因失去平衡而跌落，訣竅是借用雙手保持平衡。習慣以後，不用借手輔助，也能保持平衡。

## 光是坐在抗力球上，就能增強肌力！

根據個人身高來挑選抗力球（瑜珈球）的尺寸，圖示為直徑55公分。身高與球直徑對照表請見→110頁

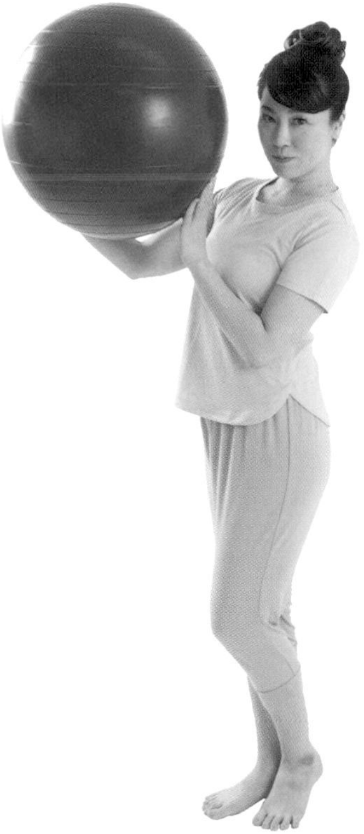

抗力球運動作用於深層肌肉，可均衡鍛鍊肌力。把抗力球當做平時座椅的替代物，光是為了平穩地坐在上面不晃動，就能強化深層肌肉。

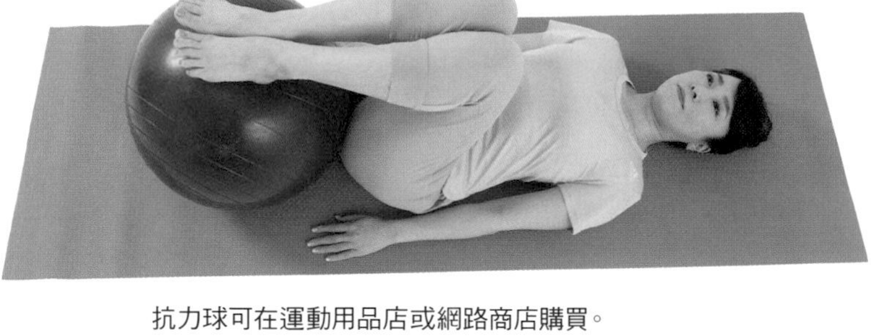

抗力球可在運動用品店或網路商店購買。

## 避免症狀惡化的坐姿

腰部的負擔會隨姿勢而改變，而腰部負擔的指標，便是加諸於腰椎椎間盤的壓力，稱為「椎間盤內壓」。假設站立時椎間盤內壓為一百，在坐姿狀態下，內壓會增加到一百四十。

儘管同樣是椅子，**坐在柔軟的沙發上，會使人體不自覺拱腰，造成腰部負擔更大。**所以經常坐沙發或拱腰坐的人，建議改掉這種習慣。

即使坐在普通的椅子上，前傾姿勢同樣會形成拱腰，導致椎間盤內壓上衝至一百八十五。因此，坐在椅子上用電腦或書寫時，儘量挺直腰背，轉動髖關節來做前傾動作，可減輕腰部負擔。

# 「會」與「不會」增加腰部負擔的坐姿

## 坐沙發會增加腰部負擔

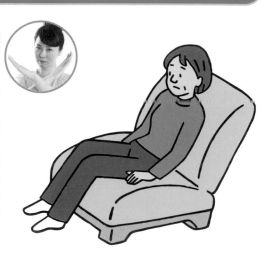

假設站姿時作用在椎間盤的壓力(椎間盤內壓)為100,坐姿狀態下的壓力會上升到140。此外,坐在柔軟的沙發上,很難保持正確的坐姿,向後靠著沙發,會使背部拱起,反而使腰部承受更多壓力。

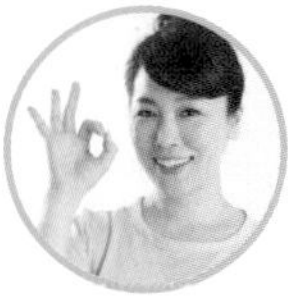

## 坐著時,身體不要前傾

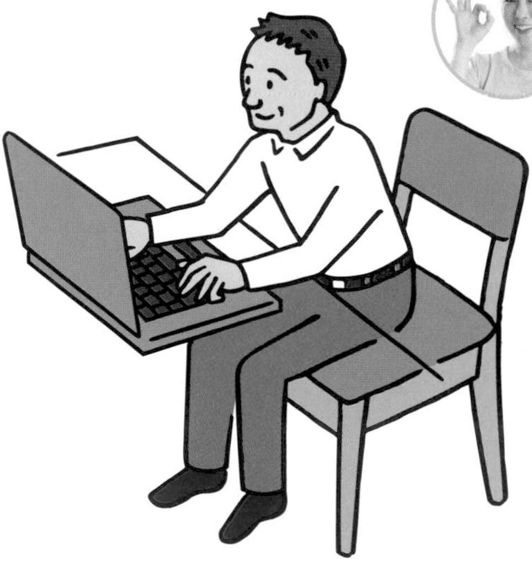

坐在椅子上,上半身向前傾,反而會使作用於椎間盤的壓力升高到185。如果必須在坐姿狀態下向前傾,建議打直背肌,轉動髖關節來帶動身體向前傾。

*椎間盤內壓的出處源自Whitel AA, et

## 避免疼痛復發的提重物方式

提起重物時的動作，會增加作用於骨骼的壓力，一不小心可能會引起關節錯位，導致腰背受傷。為了減輕腰部負擔，防止疼痛復發，提重物時需要一點技巧。

假設椎間盤內壓在站姿下為一百，光是站姿向前彎腰，就會使內壓增加至一百五十；維持前彎姿勢提起重物，更會使椎間盤內壓暴增到二百二十。因嫌換姿勢麻煩而意圖僅靠腰力提起重物的動作，反而傷腰。

**為避免傷害腰部，提重物時，建議先單腳屈膝蹲下，拉近重物與身體之間的距離，拿穩物品後再緩慢起身。**尤其，坐在椅子上彎腰提重物是非常危險的動作，因此同樣建議先起身離開椅子，蹲下拉近身體與物品間的距離後，再提取物品。

# 提重物的正確方式！

## 切勿用腰提重物！

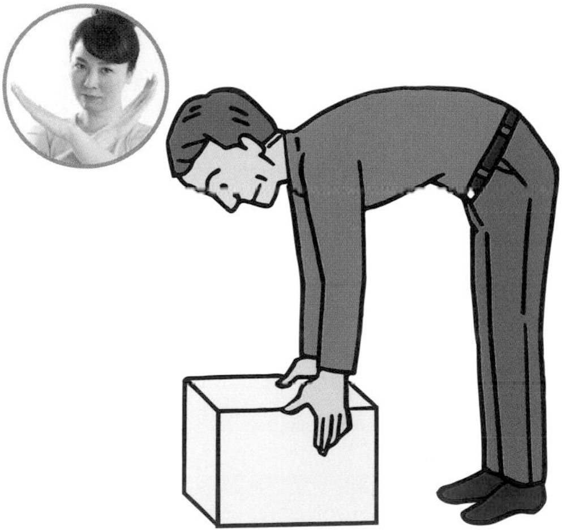

假設站姿時作用於椎間盤的壓力（椎間盤內壓）為100，站姿前彎提重物時，內壓會增加到220，對腰部負擔非常大，一不小心可能導致腰痛復發，更是閃到腰的主要原因。

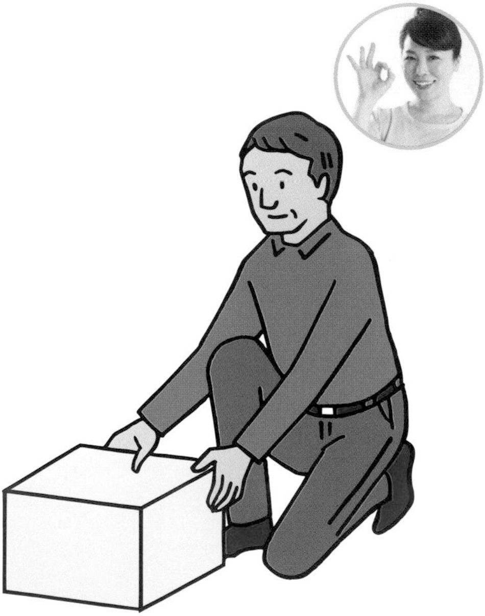

## 拉近物品與身體間的距離後，再提取重物

提重物時，訣竅是先單腳屈膝蹲下，拉近物品與身體之間的距離，拿穩物品後再起身。此外，坐在椅子上彎腰提重物，會造成椎間盤內壓跳升到275，嚴格禁止。還有不妨牢記，搬運重物或移動家具時，比起把東西拉拖行走的方式，用推的更能減少對腰部的負擔。

＊椎間盤內壓的出處源自Whitel AA, et

## 保暖有助於改善疼痛或麻木的情況

常有人說，沐浴可促進體溫升高，有助於血液循環，改善下肢疼痛或麻木。然而，有部分病人反應，沐浴後症狀反而惡化。細細詢問後，才發現病人家中的浴缸很小。**如果必須縮著腰才能入浴泡澡，反而會增加腰部負擔，抵消沐浴改善血液循環的效果。**

如果是集合住宅，大抵無法隨意翻修改造浴室，所以建議利用公共澡堂泡澡，在家只用淋浴，另尋他法來促進血液循環。譬如，可利用熱敷墊等保暖用品，或使用吹風機溫熱。利用吹風機對著疼痛或麻木部位吹熱風，可暖和身體，雖然是簡單的方法，卻意外地有效。

# 溫熱身體時的注意事項及有效方法

## 浴缸太窄小反易引發腰部負擔

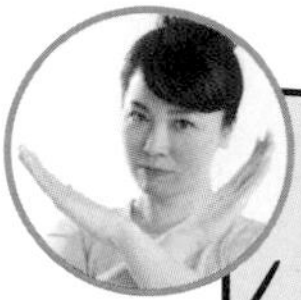

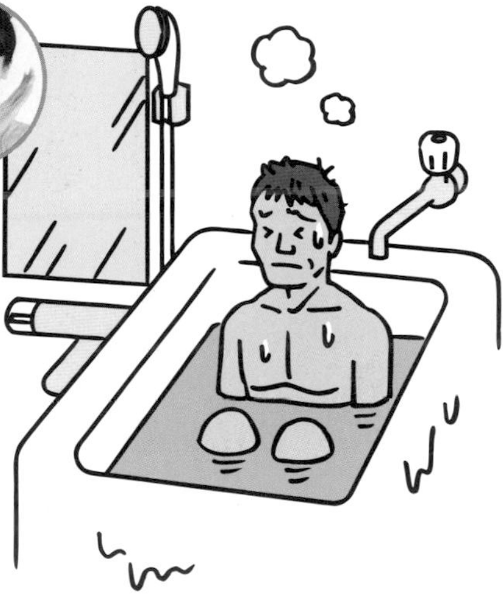

沐浴可促進體溫升高，有助於血液循環，改善下肢疼痛或麻木。然而，如果浴缸太小，必須縮著腰才能進去，反而會增加腰部負擔。

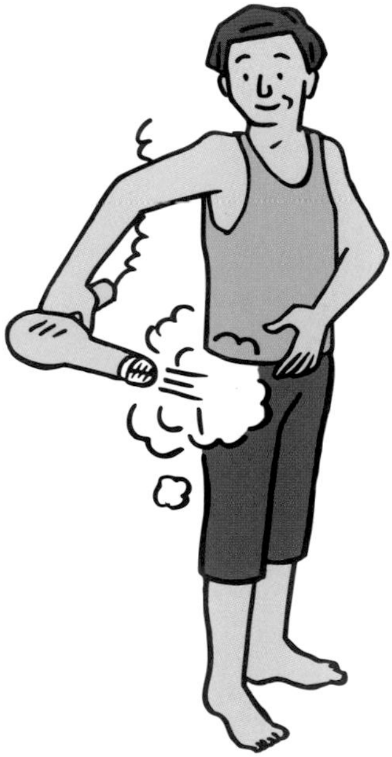

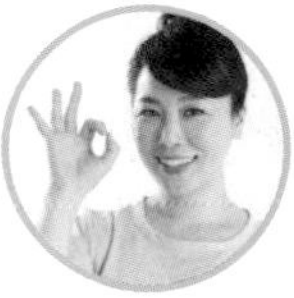

## 吹風機溫熱也很有效

如果無法透過泡澡來溫熱身體，不妨利用含蓄熱劑的熱敷墊等保暖用品，來熱敷疼痛或麻木的部位。熱敷墊可在購物網站等處購得。就簡易方法來說，吹風機溫熱也十分有效。

# 後記

坐骨神經痛是一種源自「坐骨神經」疼痛的統稱，屬於症狀名稱，而非病名。身為醫師，我們最主要的工作是找出引起坐骨神經痛的「疾病」。透過ＭＲＩ或ＣＴ影像等方法，可以輕易診斷引起坐骨神經痛的常見腰椎疾病（如腰椎椎間盤突出或腰椎管狹窄症等），因此一般大眾似乎認為利用ＭＲＩ等影像診斷，就可以查出所有坐骨神經痛的病因。

然而，正因為影像學上看不到的坐骨神經痛鮮為人知，所以我們做再多的說明，門診病人往往也聽不進去。我才決意執筆，希望透過本書詳細介紹相關疾病。我相信，本書讀者中，或許有人也曾經被告知「影像檢查中未發現異常」，抑或腰椎手術後依舊受苦於麻木或疼痛等症狀，檢查卻說「無異常」。這些情況，有可能是罹患影像上無法察覺卻會引起坐骨神經痛的疾病。

在這些相關疾病中，我們的醫療團隊特別關注臀上皮神經損傷和臀中皮神經損傷。一般常以為這兩種是罕見疾病，但其實發生頻率相當高（臀上皮神經損傷百分之十二，臀中皮神經損傷百分之十四）。臀上皮神經損傷和臀中皮神經損傷，在活動身體時容易惡化，且經常被誤判為腰椎問題，實在不容輕忽。

二〇二一年二月，我們的醫療團隊透過施普林格出版社（Springer，總公司在德國）出版了一本國際流通的專業書籍，專門講解影像檢查無法顯示卻會造成坐骨神經痛的相關疾病。這十多年來，我們一直針對影像難以顯示的坐骨神經痛進行診斷及治療，該書便是根據我們的經驗，集結在日本釧路勞災醫院神經外科末梢神經外科中心行醫受訓的神經外科醫師（脊髓末梢神經外科團隊醫師群，參照一百五十八頁）共同執筆的專業醫療書籍。儘管該領域研究目前在日本尚未獲得廣泛認識，但誠摯期盼今後能開枝散葉，廣傳至包括日本在內的世界各地。

二〇二一年七月　井須豐彥

## 設有脊髓末梢神經外科團隊的醫療院所名單

●釧路勞災醫院神經外科　井須豐彥、喜多村孝雄、田尻崇人
（井須豐彥亦在函館新都市醫院看診）

●日本醫科大學千葉北總醫院神經外科　金景成、國保倫子
（金景成亦在千葉新都市RURBAN診所看診）

●日本醫科大學附屬醫院神經外科　森本大二郎
（亦在林神經外科醫學診所看診）

●岩手醫科大學附屬醫院神經外科　菅原淳、石垣大哉
（菅原淳亦在岩手醫科大學附屬醫院內丸醫學中心、北上濟生會醫院、東八幡平醫院看診）
（石垣大哉亦在JA秋田厚生連鹿角厚生醫院神經外科看診）

●道東森綜合醫院神經外科　關俊隆
（亦在新日高町立靜內醫院、柏葉神經外科醫院看診）

●北海道神經外科紀念醫院神經外科　千葉泰弘

●苫小牧市立醫院神經外科　山內朋裕

●福岡大學附屬醫院神經外科　松本順太郎
（亦在療仕會松本醫院看診）

●福岡大學筑紫醫院神經外科　坂本王哉

●平尾山醫院（福岡市）神經外科　三木浩一

●佐世保中央醫院神經外科　千住緒美、藤原史明

## 作者／監修者

## 井須豐彥

北海道人。1973年北海道大學醫學系畢業，於北海道大學神經外科等地服務後，1986年前往美國佛羅里達大學神經外科留學。1989年起任職釧路勞災醫院神經外科部長，2013年兼任同醫院末梢神經外科中心所長。已出版《「超」入門　一刀治癒的麻木與疼痛》（與金景成等人共著，Medica出版）等多本著作。

## 金　景成

1995年日本醫科大學醫學系畢業，2001年同校研究所畢業。醫學博士。2004年起在釧路勞災醫院神經外科跟隨井須豐彥醫師學習脊椎手術。現擔任日本醫科大學千葉北總醫院腦神經中心講師。另共同監修《緩解肩頸手臂的疼痛與麻木》、《治療影像學無法顯示的頑強腰痛》等書（皆為講談社出版）。

# 坐骨神經超圖解

腰痛、腿麻、椎間盤突出，
從屁股痛到腳，免開刀、不吃藥，
用簡單體操跟疼痛說 Bye

**監修**井須豐彥、金景成
**譯者**林姿呈
**主編**呂宛霖
**責任編輯**孫珍
**封面設計**羅婕云
**內頁美術設計**李英娟

**執行長**何飛鵬
**PCH集團生活旅遊事業總經理暨社長**李淑霞
**總編輯**汪雨菁
**行銷企畫經理**呂妙君
**行銷企劃專員**許立心

**出版公司**
墨刻出版股份有限公司
地址：台北市104民生東路二段141號9樓
電話：886-2-2500-7008／傳真：886-2-2500-7796
E-mail：mook_service@hmg.com.tw
**發行公司**
英屬蓋曼群島商家庭傳媒股份有限公司城邦分公司
城邦讀書花園：www.cite.com.tw
劃撥：19863813／戶名：書虫股份有限公司
香港發行城邦（香港）出版集團有限公司
地址：香港灣仔駱克道193號東超商業中心1樓
電話：852-2508-6231／傳真：852-2578-9337
**製版・印刷**藝樺彩色印刷製版股份有限公司・漾格科技股份有限公司
**ISBN**978-986-289-727-0
**城邦書號**KJ2057 **初版**2022年6月 **二刷**2023年7月
**定價**420元
**MOOK官網**www.mook.com.tw
**Facebook粉絲團**
MOOK墨刻出版 www.facebook.com/travelmook


**國家圖書館出版品預行編目資料**

坐骨神經超圖解：腰痛、腿麻、椎間盤突出，從屁股痛到腳，免開刀、不吃藥，用簡單體操跟疼痛說Bye / 井須豐彥、金景成 監修；林姿呈譯. -- 初版. -- 臺北市：墨刻出版股份有限公司出版：英屬蓋曼群島商家庭傳媒股份有限公司城邦分公司發行, 2022.6
160面；14.8×21公分. -- (SASUGAS ;57)
譯自：完全図解 坐骨神経痛
ISBN 978-986-289-727-0(平裝)
1. 腰椎間盤突出症 2.保健常識
416.29 111007238